O CAMINHO DO
DESPERTAR

INGRID GUERRA AZEVEDO

O CAMINHO DO DESPERTAR

Um convite
ao acolhimento
e à autonomia
espiritual

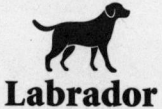

© Ingrid Guerra Azevedo, 2024
Todos os direitos desta edição reservados à Editora Labrador.

Coordenação editorial Pamela J. Oliveira
Assistência editorial Vanessa Nagayoshi, Leticia Oliveira
Direção de arte e capa Amanda Chagas
Projeto gráfico Marina Fodra
Diagramação Nalu Rosa
Preparação de texto Caique Zen
Revisão Bruna Del Valle

Dados Internacionais de Catalogação na Publicação (CIP)
Jéssica de Oliveira Molinari - CRB-8/9852

Azevedo, Ingrid Guerra
O caminho do despertar : um convite ao acolhimento e à autonomia espiritual / Ingrid Guerra Azevedo.
São Paulo : Labrador, 2024.
144 p.

ISBN 978-65-5625-710-5

1. Espiritualidade 2. Autoajuda 3. Medicina alternativa 4. Natureza I. Título

24-4391 CDD 133.9

Índice para catálogo sistemático:
1. Espiritualidade

Labrador

Diretor-geral Daniel Pinsky
Rua Dr. José Elias, 520, sala 1
Alto da Lapa | 05083-030 | São Paulo | SP
contato@editoralabrador.com.br | (11) 3641-7446
editoralabrador.com.br

A reprodução de qualquer parte desta obra é ilegal e configura uma apropriação indevida dos direitos intelectuais e patrimoniais da autora. A editora não é responsável pelo conteúdo deste livro.
A autora conhece os fatos narrados, pelos quais é responsável, assim como se responsabiliza pelos juízos emitidos.

Dedico este livro à Deusa e ao Deus do Universo, pela bênção de estar viva.

À Cordilheira dos Andes e à Floresta Amazônica, por me resgatarem em tempo de compartilhar o que aqui está escrito.

Nós, aqui na Terra, só conseguimos raciocinar a partir do que conhecemos e nos é tangível. Mas a obra divina não se limitou à dimensão física, e só a partir da dimensão espiritual nos é possível raciocinar a partir de novas realidades.

Rubens Saraceni

A energia para contar histórias vem daquelas que já se foram. Contar ou ouvir histórias deriva da sua energia de uma altíssima coluna de seres humanos interligados através do tempo e do espaço [...] a ponto de transbordarem de vida ainda sendo vivida.

Clarissa Pinkola Estés

SUMÁRIO

Prefácio ──────────────── 13

Introdução ──────────────── 17

1. O sopro do despertar ──────── 19

2. O fundo do poço e as várias medicinas disponíveis ──────────────── 31

3. O descanso da alma ────────── 45

4. Recuperando o poder ────────── 59

5. As mensagens ──────────────── 69

6. Caminho de volta ──────────── 81

7. Tudo conforme o imprevisto ────── 91

8. Que tipo de cobra era? Era cobra desata-nós ──────────────── 103

9. O chamado do tambor ────────── 113

10. A saída da caverna ────────── 121

11. Quem é Isabel? ──────────── 129

Posfácio ──────────────── 139

Referências──────────────── 143

PREFÁCIO

É preciso coragem para dizer o que está sendo dito neste livro. São raras as pessoas que teriam a firmeza de compartilhar verdades tão profundas e viscerais. Eu, pessoalmente, conheço poucas.

Fui testemunha viva desse processo que ouso chamar de renascimento. Eu vi, de perto, Isabel se desfazer. Eu a vi retirar, uma por uma, cada camada que constituía a sua personalidade e a sua história. Eu a vi tocar a escuridão do vazio. Soluçar suas dores. Olhar nos olhos angustiantes da desesperança.

Mas eu também a vi, por tantas vezes, se refazer. Hidratar cada camada da pele nova que nascia — dessa vez mais porosa, permitindo sentir o mundo, tocar e ser tocada. Eu a vi sorrir seus sorrisos, brilhar sua vitalidade. Presenciei suspiros, danças e silêncios que anunciavam: "eu sobrevivi a mais essa", "me reconheço", "estou aprendendo a dizer sim pra vida, e que incrível isso é!".

Todos aqueles acontecimentos pareciam histórias saídas de um livro. Cada novidade emergia como um novo capítulo. Por isso, não há como conter a emoção ao ver essa escrita ganhar forma como um testemunho inspirador do que é mergulhar em direção à autenticidade da vida. Eu cresci e ganhei confiança a cada passo dela e tenho certeza que você, leitor ou leitora, sentirá o mesmo.

O caminho de Isabel tem a ver com todos nós porque, de algum modo, cada ser humano já tocou ou tocará a centelha do despertar — aquele convite arrebatador ou sorrateiro para se perguntar qual o sentido da vida.

O maior desafio desse convite é sustentar o processo que leva a tantas descobertas e mortes internas. Isabel faz esse caminho e nos antecipa como ele é, não como um manual, mas um vislumbre de inspiração, mostrando que vale a pena seguir investigando.

Conhecer como esse caminho foi costurado para/por ela pode acalmar nosso coração. Ela nos conta que é preciso ter paciência e entrega. Conta que nem tudo é escuridão, porque o mergulho nas profundezas nos traz à superfície com a memória de sermos mais presentes, amorosos e confiantes cada vez que esse ciclo se repete. Conta que, com o coração aberto, receberemos o que precisa chegar no momento certo. Conta sobre a urgência de nutrir a própria confiança e de cultivar a musculatura necessária para seguir, dia após dia, caminhando a própria palavra.

Nas próximas páginas, você poderá revisitar cada passo dessa jornada e compartilhar das sensações de Isabel. Respire profundamente. Mergulhe na história. Leia com os olhos do coração. Se emocione, se questione, se nutra, se cure, abra portas. Algumas experiências e conhecimentos que ela compartilha podem ser novos ou estranhos para você. Também já foram para ela. Mas o Universo, meus caros e minhas caras, é muito mais do que os nossos olhos veem e nossa mente processa. Quanto antes percebermos isso, mais ampla e saborosa será nossa caminhada sobre esta Terra.

Gabriela Raulino
Jornalista, pesquisadora e doutora em comunicação.

INTRODUÇÃO

Não conseguir insistir no seu próprio andamento, preocupar-se em demasia com a opinião alheia, afastar-se do seu Deus ou dos seus deuses, isolar-se da sua própria revitalização, deixar-se envolver exageradamente na domesticidade, no intelectualismo, no trabalho ou na inércia, porque é esse o lugar mais seguro para quem perdeu os próprios instintos.

Clarissa Pinkola Estés

Em algum momento da vida, nós, seres humanos, nos perdemos de nós mesmos até resolvermos traçar um novo caminho para nos reencontrar de uma maneira mais honesta, descobrindo poderes e mistérios latentes em nós.

Este livro trata da história de uma mulher entre os seus 35 e 38 anos, contando seus passos no processo do despertar espiritual — mais que a volta para a casa, a volta para o seu lar, o encontro com a sua alma, com a sua essência, com as suas Deusas interiores.

Os capítulos são recortes de uma história sobre uma pessoa comum, que se descobriu curandeira de si ao se encontrar com sua Deusa interior. Aquela que carrega sonhos, histórias, rituais sagrados e sabedoria ancestral. A mulher que relembrou e resgatou aquilo que está dentro de cada um de nós e basta abrir o coração para escutar.

Em cada capítulo, você vai passear por relatos de histórias verídicas e aprendizados individuais, descobrindo o processo do despertar para Isabel, cientista de si, protagonista desta obra. Na figura de Isabel, trataremos do trajeto do arquétipo a que Clarissa Pinkola Estés, psicanalista e escritora, chamou de Mulher Selvagem.

O caminho de expansão de uma alma não se delimita. Entretanto, o processo de despertar espiritual é um marco na vida de uma pessoa. Há insegurança, dúvidas, medos e muitas perguntas sobre a veracidade do que se está vivendo. E é por isso que este livro nasceu, para dividir com você algumas experiências reais da vida desta mulher durante três anos, seja você alguém que ainda não viveu, que está vivendo ou que já passou pelo despertar espiritual.

O objetivo maior desta obra é compartilhar os aprendizados que a personagem integrou em seu ser durante o seu processo de despertar de consciência, livre de religiões e filosofias, mas ao mesmo tempo permeado por diversos elementos que as compõem, tendo a natureza como sua guia.

Seja bem-vindo(a) para percorrer o *Caminho do despertar*! Que você consiga se divertir e, quem sabe, se encontrar ao ler esses recortes ora inusitados, ora inefáveis da trajetória de Isabel no despertar espiritual.

1.
O SOPRO DO DESPERTAR

"Eu não sei o porquê, mas eu sei que preciso ir." Era esse o discurso de Isabel em janeiro de 2020. E ela foi. Pediu exoneração dos dois cargos concursados como servidora pública federal e estadual e partiu para uma nova vida como docente e pesquisadora fora do país. Era a tentativa dela, depois de viver episódios de síndrome de *burnout* e ansiedade generalizada durante o ano de 2019.

Desembarcou em terras andinas com a sensação de ter reiniciado a vida. Era um recomeço. Pisou naquele chão com três malas. Sim, a sua vida se resumia, naquele momento, ao seu corpo e às suas três malas. Atravessou o portão de desembarque, olhou para um lado e para o outro, ninguém conhecido. Era a nova vida. Escutou a voz: recomece!

Ao chegar na calçada do prédio onde moraria, foi recebida com balas de gás lacrimogêneo para conter a população que lutava por condições melhores de vida. E assim foi a primeira semana naquele país: vivida em meio às manifestações político-sociais que atravessavam o Chile naquele momento. Aquilo a tocava, mas dentro dela havia algo maior: esperança de dias melhores, para ela e para o todo. Duas semanas depois de sua chegada, uma pandemia foi anunciada ao mundo.

Depois de nove meses, após um período de solidão em plena pandemia em terras frias e melancólicas do sul do mundo, ela estava de volta, ancorada para três meses na terra onde cresceu e fez vínculos: o nordeste do Brasil.

Era segunda-feira, 14 de dezembro de 2020, dia de eclipse solar, na Península de Galinhos, Rio Grande do Norte. Isabel via o sol nascer, antes das cinco e meia da manhã, quando Dalila, uma *hermana* desta vida inteira — e de outras — lhe celebrou um rapé[1] que veio como um sopro de renascimento.

Naquele momento, em concentração profunda em frente ao astro-rei, uma paz invadia a sua alma. Aquela sensação desconhecida de provar algo pela primeira vez, quando não se conhece os efeitos, foi substituída por um sentimento de acolhimento. O renascimento veio em forma de visualização da concepção. Ela se viu óvulo e espermatozoide. Vida nova estava chegando: essa foi sua interpretação, esse foi o seu sentir. Não entendia racionalmente, mas sentia a chegada do novo.

---

1 Rapé: Medicina Sagrada de povos originários, feita de cinzas de tabaco e outras plantas medicinais, usada em rituais coletivos e individuais. Essa prática é realizada por meio da inalação do rapé pelas narinas ou via sublingual.

Na praia deserta, o sol esquentava, a luz a invadia, seus olhos já não abriam. Ela queria ficar ali sentindo aquilo por horas. Aos poucos, chegavam imagens de muitas pessoas queridas com quem, coincidentemente, havia conversado naquela mesma semana e estavam precisando de ajuda. A luz já não cabia somente nela, então enviou amor incondicional a todas aquelas pessoas. Aos poucos foi abrindo os olhos. Não conseguia falar muito sobre o que tinha acontecido ali.

Junto à sua *hermana* Dalila, caminhou de volta para a pousada onde estavam alojadas. Foram embora da península para Natal e três dias se passaram. Isabel comentou com Dalila que precisava de um aplicador de rapé, artefato indígena conhecido como *kuripe*.[2] Dentro de uma hora, aplicador e rapé estavam em sua casa. Os dias foram passando. Veio o último dia de 2020 e um filme passava em sua cabeça, trazendo os dias de escuridão, frio, solidão, impaciência, tristeza e preocupação vivenciados durante o ano que acabava (o primeiro de uma pandemia) no extremo sul do mundo, em terras Mapuches.[3]

Chegou o ano novo. Nos primeiros dias de 2021, Isabel foi a uma roda de rapé num sítio histórico indígena, a Gamboa do Jaguaribe, no Rio Grande do Norte. Aquele lugar a convidava. Ao entrar, se reconheceu ali como

---

2   Kuripe: instrumento em formato de V, utilizado para autoaplicação da Medicina Sagrada do rapé.

3   Mapuches: povos originários do centro-sul do Chile.

parte daquela grandiosa natureza, com mais de cinco hectares de mata preservada. Um rio cortava a Gamboa, vertente do Potengi, o maior rio daquele estado. Havia modelos de ocas construídas, representando o formato das moradias dos povos originários que viveram ali. Um casal e o seu filho eram os guardiões da Gamboa.

Naquele lugar, ela sentia resgatar sua ancestralidade. Ali, numa fogueira que sustentava o centro da roda, queimou muitos medos. Na mesma ocasião, foi apresentada ao *abuelo tabaco* por meio do cachimbo sagrado, ou *chanupa*, como conhecido em algumas culturas. Um novo mundo chegava. Era ano novo, era vida nova!

Voltou ao mesmo lugar outras vezes. Numa delas, dormiu em uma das ocas e, pela manhã cedo, foi até o rio. Voltou às nove da manhã, celebrou um rapé e meditou. Uma tia muito próxima lhe enviou uma mensagem aleatória. Ao responder, Isabel a convidou para passar o dia na Gamboa, e ela aceitou. Sua tia não saía de casa há muito tempo por causa da pandemia, e por cuidar da mãe, a avó de Isabel, já quase centenária. Por coincidência, no mesmo dia chegaram outras duas pessoas naquele sítio histórico.

Fizeram um passeio turístico que o local oferece dentro da mata, circundando o rio. Depois do almoço, numa roda de cachimbo, dois Pretos-velhos e dois Caboclos se apresentaram por meio dos visitantes que haviam chegado por "coincidência". As mensagens trazidas falavam de perdão, de amor e de uma missão. Pontualmente, um

Preto-velho se dirigiu a Isabel: "Minha fia, sua missão é ajudar as pessoas". Aquilo a tocou profundamente. Ela, que nunca havia tido contato com aquele tipo de situação, ficou impressionada. Ademais, as mensagens trazidas à sua tia eram de perdão e amor, e diziam que ela precisava desbloquear processos para seguir em paz. Tanta coincidência em um dia só se explicava pelo fato de que as mensagens chegam quando têm que chegar. A força do que precisa vir é maior do que a mente consegue controlar.

Numa das vezes que Isabel esteve naquele mesmo sítio com Dalila, tiveram um encontro com indígenas da etnia Fulni-ô que estavam ali mostrando o seu trabalho. Apresentaram suas origens, fizeram um toré[4] no fim da tarde e se banharam no rio durante o cair da noite, sob uma lua cheia que alumiava e o canto abundante da Mata Atlântica.

Isabel sentia que estava revivendo algo, mas ao mesmo tempo se via surpresa com a maneira como as coisas se apresentavam tão conectadas nos últimos dias. Naquela noite, cada uma delas recebeu um nome dos indígenas. A Isabel foi dado um nome que significa "flor": Seysyly. Já Dalila foi nomeada Tynyá. Era um batismo, não em águas Fulni-ô, mas em águas Potiguaras.

---

4 Toré: manifestação cultural de grande importância para grupos indígenas, que abrange tradições, dança, música, religiosidade e brincadeiras.

Na semana seguinte, ela voltou para o ritual da Jurema Sagrada,[5] cerimônia sustentada pelos mesmos indígenas, usando seus adereços, cocares e pinturas, dentro de uma oca onde havia uma fogueira, fazendo um rezo de muita força. Isabel sentia um pouco de medo com o que poderia vir com a consagração da Jurema, os aspectos físicos que podiam se apresentar, mas aquela medicina chegou como uma mãe que a colocou no colo e mostrou que não precisava ter medo de viver, que o medo era uma sombra. No segundo serviço (segunda dose da bebida), ela entrou em meditação profunda. Sentiu uma paz tomar conta de si após as duas horas de cerimônia e novamente conectada à sua ancestralidade.

O sentimento era de que aquilo tudo era muito familiar, ainda que novo. O mesmo sentimento das últimas experiências que vivera: conhecido, mas novo. Seria um recordar? Ela estava vivendo um momento particularmente paradoxal na sua vida. Tudo aquilo era novidade. Ela não estava acostumada a sentir. Acadêmica e pesquisadora, costumava lidar com números e estudar hipóteses para comprovar dados, mas recentemente ela estava comprovando dados com o sentir. Mas como era possível comprovar com o sentir?

Os dias foram passando e chegaria o feriado de carnaval daquele ano. Nas redes sociais, uma programação chamou a sua atenção: um grupo, de nome bem

---

5   Jurema Sagrada: tradição religiosa de indígenas das regiões Norte e Nordeste do Brasil, em que o chá da Jurema é ingerido.

sugestivo, "Caravana Pena Branca", faria um retiro durante os quatro dias de carnaval. Ao pedir a programação, ali estavam as medicinas da floresta de novo.

Era sábado de carnaval. A chegada ao local já mudava a vibração, já apresentava um portal. Uma região com muito verde, as paredes dos chalés tinham material de bioconstrução. Dalila estava junto a Isabel mais uma vez. Elas foram recebidas por cada um dos integrantes do grupo, mas até então não entendiam muito bem quem era quem e como aquilo funcionava. Várias nacionalidades estavam ali: argentina, polonesa, italiana, brasileira. Uma mistura.

Sentados na grama, concentrados, esperando os demais assistentes do retiro chegarem, iniciaram uma cantoria em grupo. Seguiam acompanhados do tabaco, que ia limpando ainda mais a energia daquelas pessoas para adentrarem a experiência. Ouvindo Jorge Drexler (*"No somos lo que quisiéramos ser/ Solo un breve latir/ En un silencio antiguo/ Con la edad del cielo/ Calma/ Todo está en calma"*), na entrega daqueles *hermanos*, Isabel sentia mais uma vez que não havia outro local em que pudesse estar senão ali. A voz da Jurema Sagrada chegava aos ouvidos (e ao seu coração) de novo, dizendo que estava tudo em seu determinado lugar. Estava tudo em calma.

De repente, alguém se aproximou da roda gritando, com cinco ovos nas mãos: "Olhem, olhem os cinco primeiros ovos de nossas galinhas!". Era uma das terapeutas do grupo. Isabel sentia que o filme começava, e ali ela embarcava mais uma vez, junto a Dalila. Antes do almoço, fizeram uma oração, todos juntos, agradecendo pelo alimento que seria ofertado. A *hermana* recordou: "Sabe a Costa Rica, onde você queria estar em fevereiro para viver este momento de comunidade? Aqui está!".

Quatro meses antes, ainda no Chile, Isabel tinha ligado para Dalila, que estava no Brasil, e comentado que queria visitar uma comunidade na Costa Rica, que tinha visto em um documentário. O filme mostrava a vida dentro da comunidade: a alimentação era vegetariana, as pessoas meditavam e rezavam antes de comer, as crianças recebiam uma educação diferente. Encantada por haver no mundo um lugar assim, imediatamente Isabel chamou Dalila para conhecê-lo.

Quando Dalila comentou sobre a semelhança do que estavam vivendo naquele retiro com o que tinham conversado meses antes, aquilo bateu forte em Isabel. Refletiu sobre a importância do que se consome, não somente dos alimentos para o corpo, mas também para a mente e o espírito. Sim, ela havia assistido a um documentário e, a partir de então, vibrado numa determinada frequência, a ponto de atrair a "tribo" de que precisava naquele momento de sua jornada neste plano. E assim seguiram tantas e tantas vivências, a partir dali, na vida daquela mulher. O caminho foi se construindo. Era um despertar para uma nova existência. Era o despertar do seu espírito. Era um recordar.

Na programação do retiro, havia uma cerimônia de consagração de Ayahuasca.[6] O local onde ela foi realizada era acolhedor. Os sete *hermanos* que conduziam o retiro estavam radiantes. Com as faces pintadas, iniciaram o ritual. Explicações foram dadas sobre como a consagração seria. A música era tocada a todo momento, usando vários instrumentos, entre eles uma harpa de cristal (isso mesmo, uma harpa de cristal), e o trabalho era sustentado de maneira leve e cuidadosa. Assim, aos poucos, todos foram se entregando àquela medicina.

Os processos foram acontecendo. Isabel se deitou, escutando a música. Perdeu a noção de tempo. Já não tinha mais controle de muita coisa, mas permanecia consciente. Era Ela, a Medicina Sagrada, que a guiava. Imagens de sua ancestralidade lhe chegavam. Abraçou vários membros da sua família e praticou o perdão. Ela, a medicina, pedia que assim fizesse.

De repente, abriu os olhos e parecia que estava num filme. De novo. Mas não era um filme, era a sua própria vida. Ela tinha escolhido viver aquilo. Começou a pensar se era verdade. A mente queria dizer que ela não podia estar feliz consagrando Ayahuasca — pelos diversos relatos (equivocados) que já havia escutado, mas, sim, ela se sentia plenamente feliz. Assim como

---

6 Ayahuasca: chá de origem indígena, composto de duas plantas, o cipó *Banisteriopsis caapi* (também conhecido como mariri) e folhas de *Psychotria viridis* (chacrona). A Ayahuasca é usada por xamãs para rituais com fins religiosos/terapêuticos.

a Jurema, ela estava sendo uma mãe, fazendo aprender pelo amor. E ela foi seguindo aquele instante como uma cena linda do filme de sua vida. Identificou uma crença limitante de que a realidade tem que ser sofrida para valer a pena e que só se aprende pela dor.

Uma alegria imensa chegou para ela e a música a convidava a dançar. Se entregou à dança ao redor da fogueira que havia no centro daquela roda e sentiu que, sim, de novo podia aprender pelo amor. Sentiu que podia acreditar no fluxo da vida e soltar o controle, porque quem colocava as coisas no lugar não era ela. Há uma inteligência maior que cuida de todas as coisas. Aquela experiência foi uma festa para o seu coração. Se há céu na Terra, aquilo parecia o céu, e mais uma vez a harpa de cristal aparecia encerrando o ritual. Ela tocava a sua alma. A sensibilidade que a substância lhe deixou era penetrada pelo toque do cristal no íntimo do seu ser.

Era o filme que ela mesma escrevia e para o qual estava escolhendo o cenário e o elenco. Oito horas se passaram. Ela queria eternizar aquele momento. *Insights* foram celebrados ali, com seu cachimbo, escutando música, em paz, amparada por uma grande família espiritual que ela sentia ao seu redor. Como explicar? Através do sentir! E mais um passo era dado em direção à quebra do paradigma do sentir. Ele, aquele paradigma, estava aos poucos trincando. E a Medicina Sagrada sabia como agir.

Aquele retiro de carnaval trouxe muitos ensinamentos àquela mulher. Em algumas vivências, ficou claro para ela que a espiritualidade é leve como a alma de uma criança. A arte que permeava aqueles dias transbordava a todo momento, na pintura, na dança, na música. Os idiomas já não eram barreiras, as nacionalidades já não existiam. Não havia distinção de nada, pois naquela egrégora eram todos iguais diante de uma luz chamada amor.

Ao final da vivência restou a ideia trabalhada nesses dias todos: devemos soltar para crescer. Nada que está preso cresce. A vida é fluxo, é movimento. Uma roda de encerramento para compartilhar experiências daqueles dias foi realizada e, mais uma vez, Isabel sentia que, sim, ela era capaz de manifestar tudo que havia dentro dela, porque na verdade o que está fora é reflexo do que está dentro.

Ela se sentiu imensamente grata por todas as mensagens que o Grande Espírito a enviou: que o amor se manifesta de várias formas; que nossa família está em qualquer lugar do mundo, independente de laços de consanguinidade; que a mensagem chega, não importa o idioma, pois existe uma língua universal por trás de tudo que enxergamos; e, por fim, que, para algo se expandir, temos que soltar.

Agradeceu profundamente àqueles seres de luz que cruzaram o seu caminho. Na Quarta-Feira de Cinzas, tatuou no braço esquerdo: "Para expandir, soltar". Soltar a ilusão da tentativa de controle. Soltar a vida para seguir no fluxo. Soltar os véus da ilusão. Soltar para ver crescer.

Algo muito grande se abria na vida dela, que precisou voltar às suas origens para tocar naquela grandiosidade.

E seguiu. Começando a integrar aqueles tantos aprendizados de poucos dias, ela seguiu.

2.
O FUNDO DO POÇO E AS VÁRIAS MEDICINAS DISPONÍVEIS

Desde o início, quando viu a imagem da concepção através do sopro de rapé, Isabel sentia que as medicinas da floresta queriam lhe ensinar algo. E, a partir daquele dia, no retiro de carnaval, foram outras várias consagrações de Ayahuasca.

Ela teve muitas experiências desde sua primeira consagração. Sim, ela havia acessado uma crença limitante naquela primeira experiência: sempre esperar algo ruim de uma vivência nova. Porém, nas demais consagrações, pouco a pouco ela começou a permitir que o sangue da alma lhe penetrasse mais profundamente. Ela foi se deixando desnudar por aquela que tinha agido como uma mãe para o seu ser numa primeira experiência. Ela foi permitindo que aquela medicina desanuviasse a sua mente, e então muitos dos véus do seu ser foram caindo. Foi pedindo guiança a cada vez que consagrava o chá. Foi confiando naquele caminho. Aqueles eram momentos em que o que tinha para ser limpo era eliminado. Simplesmente aconteciam. Um mundo novo continuava a se descortinar à sua frente. Mas, para ela ser protagonista daquele novo mundo que estava começando a tocar, muita coisa precisava ser deixada para trás.

A Medicina Sagrada lhe permitia observar muito do que aquela mulher que tinha sido mantinha em um ponto cego. Mas Ela, aquela Madre, também lhe pedia coerência. Era necessário ser coerente com o que estava sendo trabalhado a cada mergulho para dentro de si. Era necessário também paciência. Paciência para que camadas do ego se desfizessem e refizessem de maneira positiva. Paciência para olhar para as dores e trabalhar nelas de uma maneira compassiva. Paciência para a chegada do novo. Paciência e compaixão, características que no mundo do "fazer" e da racionalidade são tão escassas. Isabel, então, no mundo do "sentir", precisava exercitá-las. Era necessário, ainda, paciência com o luto das camadas internas que se desfaziam, que morriam dentro de si.

E foram várias vivências diferentes diante daquela medicina. Apesar de já se sentir um pouco mais confortável diante dela, era como se sempre fosse a primeira vez. Durante três dias, em cima de uma montanha na Chapada Diamantina, na Bahia, teve até a oportunidade de colher a folha da chacrona. Junto a outras mulheres, limpou e rezou aquela colheita. Junto aos homens, naquele rezo, somou as folhas ao mariri. Cozinharam e rezaram juntos o próprio chá, que em seguida consagraram. Se sentia feliz em experiências como aquela. Parecia estar retornando para casa — interna e externa —, afinal, estava começando a entender que era tudo um só lugar. Não existia dentro e fora.

Neste caminho, o que seriam três meses em terras brasileiras se transformaram em 38 semanas, curiosamente, o tempo de uma gestação a termo. Depois de nove meses, voltou para o Chile, onde morava desde o início de 2020. Ao retornar, começou a integrar tudo que havia sentido nas vivências e nos mergulhos internos diante das medicinas da floresta.

O frio e a escuridão da cidade onde morava não ajudavam Isabel a se manter animada. Solar como era, crescida na "esquina do Brasil", onde tem luz desde as primeiras horas da manhã, ela foi escurecendo por dentro. Esfriando e escurecendo. O que estava fora começou a aparecer dentro. O fogo do seu espírito foi diminuindo. E ela já não conseguia encontrar sentido na vida. Muitas mortes interiores foram veladas. O ego se desfazia. Eram vários lutos.

Além de todos aqueles lutos, enfrentava a perda da avó materna, aquela senhora que havia sido a sua figura de mãe, e que faleceu em seus braços aos 97 anos de idade. No início de 2021, viu a vida dela se apagar como uma vela, no banheiro da casa onde viveu toda a sua história. Banhava a avó com a ajuda de duas tias quando uma delas despejou um balde de água para lavar a cabeça da vovó. Depois de um suspiro, aquela alma partiu para outro plano. Foi como um batismo. A água, sagrada, apagou naquele momento o fogo daquele espírito e o elevou a outro lugar. Naquele minuto, Isabel já sabia que não teria volta. Baixou a cabeça, desejou que a avó encontrasse luz e seguiu para os trâmites que deveriam ser resolvidos.

Foi doloroso, porém sublime. Ver a vida de quem tinha cuidado dela partir como uma vela que se apaga se tornou uma grande experiência espiritual para Isabel. Havia dor, é fato. Entretanto, além de tudo, havia gratidão por ter vivido aquilo numa manhã de domingo, de maneira tão doce e sem sofrimento para quem partia, cercada pelo amor de sua família. Enquanto tantos morriam isolados naquele momento que o mundo atravessava, em plena pandemia, aquela senhora partia de maneira natural, cercada de cuidados e no aconchego do seu lar.

Ela entendeu, então, o porquê de não ter retornado para o Chile ao final dos três meses que havia programado. O Universo preparou o cenário para que ela pudesse viver aqueles momentos ao lado da sua família. A sua energia era necessária ali. Além de tudo, precisou viver outras muitas experiências na sua terra antes do retorno aos Andes.

O caminho daqueles que ficaram no plano terreno precisava seguir. Já no Chile, voltou a trabalhar presencialmente na universidade, onde tinha um cargo de direção e uma posição de docente e pesquisadora científica. Sustentava da melhor maneira seus afazeres. Dirigia cerca de quarenta funcionários de um departamento, ministrava aulas e atendia centenas de estudantes semanalmente. Nunca falhava com prazos ou resultados. Entregava muito mais que o solicitado. Contudo, em algum grau, ela falhava consigo mesma. Precisava colocar limites em situações e invasões que já não estava aguentando.

A cultura diferente da sua, o capitalismo desenfreado, as relações baseadas em conveniência, a saúde e a educação como mercadorias: nada disso fazia mais sentido manter. Mas ela foi mantendo, até não suportar mais e perceber que era hora de buscar ajuda médica. Foi quando recebeu os diagnósticos de depressão e síndrome de *burnout* — este último, pela terceira vez na sua história.

O quadro de 2019, quando havia ficado afastada do trabalho por uns dias e, então, decidiu mudar de país, se repetia. Parecia que a vida escapava de novo pelas suas mãos. Ela sentia que já não sabia como sair daquele ciclo que estava vivendo entre 2019 e 2021. Porém, daquela vez, havia uma nova camada. Ela sabia parar, respirar e escutar — ainda que parcialmente — o seu corpo. Conhecia diversas ferramentas. Meditava todos os dias, fazia suas orações, psicoterapia, consagrava medicinas da floresta em casa. Além disso, fazia sua atividade física regular — de vários tipos —, praticava alimentação saudável e yoga.

Num sábado, saiu para fazer seu treino de corrida. Depois de 21 quilômetros, não experimentou aquela sensação que os neurotransmissores, liberados após uma longa distância, costumam causar no corpo. Ali, ela começou a aceitar que tinha usado todas as fichas que podia, e não havia mais ao que recorrer senão tentar adicionar a alopatia ao seu tratamento. Tudo o que estava ao seu alcance até aquele momento, e que podia fazer por si mesma, seguia fazendo, com exceção do medicamento alopático e do afastamento do trabalho, que vinha sendo um gatilho. De alguma maneira, o trabalho a levava até ali.

Na consulta médica, relatou todo o seu caminho até então. A médica, que era de uma linha de medicina integrativa, lhe recomendou licença do trabalho por uns dias e disse que, por ora, como ela tinha consciência do processo que estava atravessando, prescreveria apenas um medicamento que funcionaria como SOS, e acompanharia a necessidade de nova prescrição. Porém, ressaltou a importância do afastamento, por causa, além do quadro clínico, das dificuldades de ser estrangeira num sistema chileno de trabalho. Isabel negou a necessidade de atestado laboral. Até ali, julgava que o trabalho era um escape daquela situação. A médica sugeriu que ela estava atravessando "a noite escura da alma".

Dois meses se passaram desde aquela consulta. Era dezembro de 2021 e ela havia sido muito bem avaliada por sua chefia imediata. Ela não somente cumpriu metas, mas inovou em vários aspectos na forma de gestão diante daquele cenário hierárquico de uma sociedade que tratava cargos diretivos de maneira escalonada. A comunicação com sua equipe era satisfatória, e os resultados de seu primeiro ano de gestão — a maior parte dele em trabalho remoto — foram surpreendentes apesar de tantas dificuldades que ela passava na sua vida pessoal.

Isabel ainda conseguia exigir de si o que já não tinha para dar, porque outras áreas da vida lhe solicitavam atenção, e mais uma vez observava que, embora estivesse escutando seu corpo em vários outros pontos, ela estava ultrapassando os limites de sua mente mais uma vez. Até que, duas semanas após a reunião de conta anual do cargo diretivo que executava, sua chefe agendou outra reunião.

Aquela autoridade de quase sessenta anos, e que se mostrava tão segura atrás de sua mesa, mostrava sinais de nervosismo na reunião. Com mãos trêmulas e voz embargada, comunicou a Isabel que a retiraria da posição de diretora. Ela escutou com atenção o que dizia aquela senhora e, apesar da decepção, sentia que aquilo tudo fazia parte de um plano divino.

Em determinado momento da reunião, questionou se sua chefe estava certa daquela decisão, e a senhora respondeu que sim, que estava fazendo aquilo pela saúde de Isabel. Ela retrucou que, se era por sua saúde, pedia que escutasse como ela se sentia passando por isso: incapaz, pouco valorizada e discriminada, porque, além de tudo, fora de contexto, foi questionada sobre o porquê de não retornar ao seu país. A senhora disse que a decisão estava tomada. Isabel, surpresa, deixou o gabinete de sua chefe.

Apesar de enxergar aquilo como parte de um plano superior, saindo daquele encontro, numa tarde de janeiro de 2022, Isabel experimentava muitos sentimentos confusos. Sentia decepção com a forma como aquilo havia sido comunicado, somada a um sentimento de que aquela situação era o retrato da coragem que ela mesma não tinha para tomar suas decisões. Além disso, ela se sentia frustrada por ter colocado tanta energia e empenho em algo que não era prioridade no momento ao não aceitar se afastar do trabalho. Todo seu esforço não serviu de nada aos olhos humanos. Ultrapassar seus limites mais uma vez não teve resultado diante das decisões tomadas por sua chefia.

Passou aquele fim de semana digerindo tudo o que havia escutado, pensando na pouca clareza das empresas onde o capitalismo reina e na hierarquia que cala a boca de quem sente — ou tenta sentir. E o mais curioso disso tudo: sua chefe era psicóloga.

Na segunda-feira, comunicou a toda sua equipe o que havia acontecido na última sexta. Aquele grupo de mais de quarenta pessoas se dizia chocado com o que estava acontecendo. Poucos dias tinham passado desde que a equipe assistira ao repasse de resultados daquele departamento, quando a chefia se dizia muito satisfeita com o modelo de gestão de Isabel. Agradeceram o que foi executado naqueles quinze meses de gestão. Agradeceram pela forma como foram escutados, acolhidos e valorizados, como nunca antes.

Aquilo foi suficiente para Isabel confirmar que a situação não dizia respeito somente a ela. Havia, inclusive, questões culturais. Foi uma virada de chave. Ela jamais poderia esperar respeito, acolhimento e limites de uma terceira pessoa se ela mesma não estava respeitando os seus limites.

Seu feminino — aquela energia que recebe e acolhe — ainda estava ferido, sem saber acolher a si mesma. Algo que até então ela sabia na teoria, naquele momento precisou se materializar. E diante de um caos interno que estava vivendo, o aprendizado precisou ser integralizado.

Ainda durante aquele mês de janeiro, organizou todo o cargo para repassar ao diretor que assumiria e, no dia do repasse, saindo do conselho de departamento, Isabel se permitiu ter seu primeiro atestado. Não suportou o peso extra que aquela situação lhe oferecia, somada a todo o seu quadro de saúde mental. Vieram os primeiros dez dias de atestado médico por ansiedade generalizada em decorrência de estresse pós-traumático, além do quadro depressivo agravado.

Ela não conseguia mais lutar contra aquela necessidade de afastamento.

Janeiro ainda não tinha acabado e Isabel encontrou um grupo terapêutico que trabalhava com Ayahuasca na linha dos povos originários Shipibo, da Amazônia peruana. Seis meses se passaram desde que ela havia consagrado pela última vez, e decidiu assistir àquela cerimônia. Ao consagrar a medicina mais uma vez, algo que ela nunca tinha sentido se apresentou: percebeu sua mente como várias caixas, como programas de computador, sendo abertas e abertas e abertas num *looping* infinito. Ela passou horas naquela situação de desconforto. Sentia um incômodo muito grande diante daquele cenário.

A cerimônia era guiada por uma chilena, *la Xime*, e um chileno, *el Benja*. Num momento em que já não mais conseguia olhar e sentir aquelas caixas se abrindo, Isabel pediu ajuda a Xime para sair e se deitar na terra. Aquilo não era comum. Embora fosse janeiro, fazia frio fora do espaço fechado em que estavam. Ainda assim, Xime conduziu Isabel ao espaço aberto, na madrugada, sob um céu estrelado, rodeado por um verde patagônico.

Quando se deitou e encostou o peito na terra, Isabel sentiu o *big bang* em seu coração, que se conectou com a Terra. E ali ela entregou à *Pachamama* parte daquilo que sentia. Era muito pesado. Ainda carregava consigo muito peso. Na entrega, uma parte daquelas janelinhas que tinham sido abertas foram se fechando, e o desconforto que sentia foi sendo amenizado. Se levantou da terra. Retornou com *la Xime* ao espaço fechado.

Alguns minutos se passaram e a Xime, com seu sotaque chileno, começou a cantar uma música em português. Isabel gostava muito daquela canção:

Cabocla das matas
Das cachoeiras
Das pedras e das pedreiras
Das ondas do mar
Cabocla guerreira
Mensageira da paz e da harmonia
Soldada de Oxalá[7]

Era inacreditável que aquela curandeira estivesse cantando exatamente aquela música, e em português. Se aquilo não era uma voz guiada por algo superior, o que mais seria?

O desconforto voltou a ficar insustentável, dessa vez para respirar. Isabel sentia que ainda segurava algo dentro de si, sem permitir soltar. Novamente pediu ajuda à xamã que guiava a cerimônia. Foram de novo para fora. Isabel se sustentou em uma árvore e pediu para Xime cantar novamente aquela música. Ela cantou ao seu lado, e só então Isabel conseguiu liberar aquilo que já não

---

7 Música: Caboclo das matas

mais precisava manter. E sentia que ali começava um processo de soltar as relações com aquela universidade onde trabalhava e com aqueles vínculos que não faziam mais sentido, mas que ela insistia em manter. E limpou, e limpou, e limpou. Aliviou. Era *La Madrecita* mais uma vez pegando na sua mão e a conduzindo por caminhos de luz.

Aqueles dias de atestado que precisou aceitar tirar se somaram às suas férias, e Isabel decidiu voltar ao Brasil. Imaginava que, no lugar onde fez vínculos e de que se sentia parte, teria um empurrão para sair daquele buraco. Buscou um retiro de sagrado feminino, com medicinas da floresta, permeado pelo xamanismo.[8] Estava com Dalila em mais uma vivência. Consagraram Ayahuasca mais uma vez. Naquela experiência, passou a noite num túnel vazio, não recebeu mensagens, não sentiu dor, não fez limpezas físicas.

Ao acabar a cerimônia, a terapeuta que guiava aquele retiro se dirigiu a ela e disse: "Eu vi a sua Mulher Medicina, a sua curandeira". Isabel não conseguia entender como, em meio à dor mais forte que já sentiu na alma, conseguiria ser essa curandeira. No dia seguinte, a terapeuta que guiava a cerimônia partilhou que aquele túnel onde ela esteve era o vazio da criação. E este, por sua vez, era a chance de recomeçar a escrever

---

8   Xamanismo: conjunto de práticas e rituais ancestrais para contato com o sagrado/divino.

uma nova história, uma nova vida. E a curandeira viria quando Isabel tocasse primeiro a curandeira de si, a curandeira dela mesma.

Seguiu para os seus dias de férias. Reencontrou a família e alguns amigos. Imaginava que, ao chegar num lugar já conhecido, o lugar onde cresceu, se sentiria melhor e mais acolhida. Ledo engano. Nada fazia sentido. O reencontro com aquelas pessoas lhe causava dor. Isabel precisava fazer muito esforço para tentar ficar bem, mas era tudo em vão. Ela se sentia exausta. Tentar parecer bem era um gasto energético fora do comum. Depois de muitas tentativas, não conseguia mais sair da cama. O buraco foi ficando mais fundo.

Foi então que, depois de quase uma semana com muita dificuldade para se levantar da cama, resolveu voltar a uma consulta médica, e buscou, dessa vez, ajuda de uma psiquiatra. Na consulta, após a anamnese, escutou da médica que ela estava levando a vida como "um cumprir de *checklist*". "A vida é arte, é poesia, não é cartesiana, não tem receita de se viver", completou a psiquiatra.

A médica lhe prescreveu seis meses de medicamento, para somar a tudo o que já estava sendo feito para sair daquele quadro. Isabel precisou percorrer um longo caminho até aceitar incorporar o uso do medicamento alopático ao seu tratamento. Ela já não tinha mais alternativa. Por fim, se sentia tranquila em aceitá-lo, uma vez que estava fazendo aquilo de forma muito consciente, e não para tapar uma dor. Ela estava, sim, visitando dores profundas de sua história, e precisava das várias medicinas naquele momento.

Suas férias acabaram e voltou para casa. Além de esperança por dias melhores, levou consigo medicamentos para os próximos seis meses. Retomou o trabalho e seguiu o tratamento à risca. Mas havia algo de que não conseguia controlar a dose: o frio e a escuridão das terras andinas. Aqueles eram fatores que também interferiam no seu quadro de saúde. Ela já estava cinza por dentro, e olhar para o cinza lá fora, em um lugar onde, por dias, não se via sequer um raio de luz, lhe dava ainda menos vontade de viver.

Passados alguns meses, a dose do medicamento precisou ser duplicada. Ela só descia mais naquele poço que parecia não ter fundo. Desde que foi à psiquiatra pela primeira vez, quatro meses tinham se passado, tratando uma dor profunda com várias abordagens terapêuticas, mas ela continuava sem força para viver. Seu trabalho pesava, a vida ainda continuava sem sentido. As relações, que não eram das mais agradáveis, pareciam efêmeras e vazias naquele lugar. E nada, absolutamente nada tinha brilho, sequer nos raros dias em que o sol resolvia se mostrar naquelas terras. Sim, o que estava dentro estava fora. E vice-versa.

Era inverno, dentro e fora.

3.
O DESCANSO DA ALMA

Viver estava insustentável. Isabel terminou o primeiro semestre letivo exausta de tanto se esforçar para sustentar os respiros da vida. Havia dias em que chorava por horas antes de entrar em sala de aula. Sentia uma dor profunda, um peso no peito e, às vezes, lhe faltava o ar. Se obrigava a enxugar as lágrimas, lavar o rosto e entrar para ministrar suas disciplinas. Os meses foram passando. As reuniões administrativas não faziam sentido. Estar naquele ambiente já não cabia na sua vida.

Certa vez, em uma reunião de trabalho, questionou a saúde que estavam entregando aos universitários atuais. A Organização Mundial de Saúde, há tempos, já define a saúde como "bem-estar físico, mental e social", mas a maioria dos professores universitários e profissionais da saúde somente enfoca o corpo físico. Aquilo lhe incomodava. Naquela mesma ocasião, fez um comentário dando seu próprio exemplo clínico ao grupo de colegas, mencionando que, por muitas vezes, ela já tinha estado vulnerável, necessitando de ajuda. Mas o silêncio do grupo foi ensurdecedor. Claramente, ela não se sentia pertencente àquele núcleo. Contudo, era impossível esperar algo diferente de profissionais que ainda seguiam um modelo de saúde centrado na doença, na enfermidade física.

Diante de tudo que atravessava, Isabel se matriculou em algo que achava que podia ajudar. Era uma pós-graduação em psicologia transpessoal conduzida por psicólogos. As atividades eram realizadas em grupo, baseadas em histórias que os participantes traziam. Foram quatro meses de experiências, com encontros mensais que duravam um fim de semana.

Com o passar dos meses, ao relatar como eram os encontros, a sua terapeuta mencionou que estava achando muito agressiva a forma como as dinâmicas aconteciam dentro do grupo. Porém, Isabel continuava. No quarto mês, em junho de 2022, em um sábado, não se sustentou mais. Ao compartilhar algo de suas dores, se sentiu invadida, desrespeitada e agredida pela forma como o grupo e o psicólogo que coordenava a pós-graduação se dirigiram a ela.

Ainda assim, resolveu ir ao segundo dia de práticas, no domingo. Escutou do coordenador que, sim, ele havia falhado na condução do dia anterior, e por isso pedia desculpas. Mas ela se sentia profundamente invadida por críticas e risadas diante da sua dor, coisa que não fazia ao escutar o que as outras pessoas traziam de seus processos individuais. Mencionou ao grupo como se sentiu no dia anterior. Alguns mantiveram a mesma conduta, outros se retrataram.

Mesmo em ambientes onde se espera que a consciência esteja um pouco mais expandida, falar de saúde mental ainda ficava na teoria. E, na prática, a teoria é outra. Foi então que Isabel percebeu: realmente, um indivíduo é fruto de sua história coletiva, de uma sociedade, e para que um ser se cure de uma ferida, a história — coletiva e individual — deve ser visitada com respeito e honestidade, por si mesmo e pelo outro. Parece paradoxal, mas se mostrar vulnerável é para os fortes, e quanto mais seguro alguém se sente para expor uma vulnerabilidade, maior o tamanho da cura que chega. Contenção. O processo de cura precisa de contenção e de ambientes seguros.

Isabel tinha se mostrado vulnerável, mas, além de outros motivos, por ser estrangeira e de uma cultura diferente, muito do que trazia ali não fazia sentido para aquele grupo, formado majoritariamente por chilenos. Eles, frutos de uma sociedade que há pouco saíra de uma ditadura, e que ainda não havia superado os traumas que aquela situação deixou, carregavam muitos comportamentos que eram reflexo daquele momento histórico.

Muitos dos comportamentos que percebia naquele grupo da pós-graduação coincidiam com os que identificava na universidade onde trabalhava. Era o macro interferindo no microcosmo. E agora, para que o mundo, para que o macro passasse por mudanças, era necessário o trabalho do microcosmo: o trabalho interior de cada um. Aquilo estava muito claro, e ela queria continuar fazendo a sua parte contribuindo com o mundo, ou seja, trabalhando consigo mesma.

Após aquele fim de semana desafiador, ela foi trabalhar na segunda-feira. Ligou seu computador no escritório compartilhado com outros colegas professores. Recebeu mensagens de "bom dia" de três pessoas que compunham o grupo de pós-graduação, inclusive do psicólogo que o coordenava. Perguntavam como se sentia. Certamente, enxergavam que as vivências divididas naqueles dois dias tinham sido fortes para aquela mulher, e estavam tentando oferecer o cuidado que não conseguiram ao ver aquelas dores sendo expostas durante o fim de semana.

Ao receber aquelas mensagens, Isabel percebeu que vários gatilhos disparavam. Eram gatilhos relacionados a uma maneira de ser de uma vida toda, quando se deixava chegar ao extremo do sofrimento para mudar uma situação ou para que seu sofrimento fosse visto. Por vezes, tentava ser acolhida em lugares em que não cabia e se deixava ser invadida. Na maioria das vezes, sem saber impor limites. Entrou em uma crise de choro ao ler aqueles cumprimentos. Novamente ela visitava as feridas acessadas durante aqueles dois dias.

Não pôde mais trabalhar naquele dia. Foi até sua chefia e mencionou que precisava de apoio, que precisava ir para casa. Voltou para seu apartamento e pediu atendimento à sua terapeuta. Após a sessão, decidiu então voltar ao psiquiatra e recebeu um atestado de afastamento por saúde pela segunda vez naquele ano.

A dor estava insuportável. Ela precisava se afastar das situações de gatilho, mas insistia em permanecer nelas. Se enxergava consciente do que era necessário mudar, mas continuava resistente. Observava que esse era um padrão que trazia desde a infância.

Na semana em que estava afastada, começou a sentir muita necessidade de deitar na terra. Isso era impossível onde estava, num frio extremo, às vezes com temperaturas negativas, em pleno inverno. Decidiu ir ao Brasil e aproveitou que sua terapeuta ofereceria um retiro em que trabalharia o sagrado feminino. Ao chegar ao lugar do retiro, se deitou na terra, e todo seu corpo se contorcia. Parecia que estava convulsionando. Sentia muita liberação naquele momento, através daqueles tremores. Chorava e respirava junto com a terra, se sentia extremamente cansada daquela situação e daquela dor que parecia não diminuir. Não tinha mais forças para viver. Foram três dias de retiro, num trabalho para acolher o seu feminino interior. Trabalhar o seu feminino ferido era necessário, para só então aprender a não se mutilar. Diante daquela dor, estava aprendendo a ser curandeira de si.

Na noite de consagração de Ayahuasca, parte do retiro, em oração, pediu à planta que a sustentasse, porque ela já não conseguia mais. Naquele grupo, composto somente de mulheres, beberam juntas o chá e começaram a cantar e a rezar. Ela foi recebendo mensagens, até que sentiu estar deitada em seu próprio colo, com a planta acariciando o seu rosto.

Ora identificava o espírito das plantas que compunham o chá, ora parecia que elas eram a mesma pessoa: ela, a folha e o cipó. Era Isabel, o seu feminino e o seu masculino. Naquela cerimônia, não sentiu dor. Ela se sentiu acolhida, mais uma vez, num colo de uma Mãe. Estava sendo, de novo, acalentada pela medicina.

Ainda naquela noite, sob os efeitos daquele chá medicinal (a chamada força da Ayahuasca) se encontrou energeticamente com um casal de amigos que havia parido um bebê há quatro dias. Em grande parte da noite se sentiu naquele parto, fruto de um amor genuíno. Não entendia o porquê de estar ali, mas, após a cerimônia, ao compartilhar das experiências daquela noite, a terapeuta que conduziu o retiro trouxe luz para aquela experiência: era Isabel ressignificando sua própria vida, como fruto de um amor verdadeiro. Ela paria a si mesma, sendo sua própria mãe e o seu próprio pai, amparada pela espiritualidade. Foi uma noite em que ela descansou, mas realmente percebia que precisava pausar a vida que estava vivendo até ali.

Passado o retiro e seus dias de atestado, voltou ao Chile. Terminou o semestre acadêmico com muitos desafios. Não se concentrava bem, sua memória falhava, e sentia um cansaço físico e mental extremo. Não conseguia sequer ler um e-mail com concentração. Junto à sua psiquiatra, constatou que precisava pausar por um tempo mais longo para que de fato se recuperasse. A médica dizia que todo o resto já estava sendo feito. Todos os cuidados que podiam ser oferecidos a ela já estavam chegando, e agora os gatilhos precisavam ser silenciados. E o trabalho e o frio daquela região eram gatilhos.

Isabel não entendia como sempre tinha sido tão dedicada ao seu servir profissional e agora não conseguia sequer se concentrar para executar uma tarefa. Foram algumas sessões terapêuticas até entender que não havia nada errado em parar o seu trabalho por um tempo.

Parecia que, sim, embora profissional da saúde e da educação em saúde, com uma visão tão diferente da maioria, ela também carregava consigo preconceitos em relação à saúde mental. Então se despediu deles e, sob uma dor imensa, aceitou mais um atestado. Desta vez, inicialmente, por um período de um mês.

Retornou ao Brasil. Buscou lugares e situações que pudessem ajudar naquele processo. Contato com a natureza, montanhas, praias, rios, floresta. Esteve em regiões montanhosas do interior de São Paulo, em contato com a Mata Atlântica, com o mar e o rio do sul da Bahia, e então seguiu para a Floresta Amazônica, para uma aldeia indígena de etnia Shanenawa.

No sul da Bahia, foi para uma ecovila localizada na Península de Maraú, onde as pessoas vivem em comunidade. Cerca de 250 pessoas vivem ali, imersas na natureza, em regeneração não somente do seu ser, mas do ambiente que as cerca, cuidando do meio ambiente, do lixo, da alimentação, das relações, das atividades em grupo. Chegou para um retiro sobre a lei do tempo chamado Festival do Novo Tempo. Em pura crise existencial, como se encontrava, escutava que "tempo é arte".

E aquilo ressoava muitas e muitas vezes em seus ouvidos, como questionamentos do que estava fazendo com seu tempo de vida. Durante o evento, sentiu seu corpo novamente se contorcer, como já havia sentido outras vezes. Deitou na terra, tomou banho de mar e deixou sua alma entregue à assepsia da natureza.

Após o retiro, não conseguiu voltar para São Paulo. Ficaria dez dias na vila, estendidos por mais dez dias. Permaneceu ali, observando aquela forma de viver, que parecia fazer sentido e muito se assemelhar ao documentário que tinha assistido em 2020. Desfrutou daquele lugar, cheio de verde, uma natureza exuberante, e tantas práticas terapêuticas.

Uma moradora da ecovila fazia leitura de registros akáshicos, ferramenta terapêutica que acessa as memórias da alma, a essência de cada um, através de uma oração com o nome completo e a data de nascimento da pessoa que terá os registros lidos. Isabel contratou aquele serviço e teve seus registros lidos.

Naquela leitura, a primeira mensagem que chegou através da terapeuta foi sobre um cansaço físico que estava identificando nela, além de ânsia de vômito. Perguntou sobre o trabalho dela e deixou cair lágrimas de tristeza. Aquela mulher não sabia nada da vida de Isabel, mas descrevia exatamente como ela estava se sentindo naquele momento.

Ela continuou a leitura. Disse que atrás de Isabel havia uma anciã indígena, com cabelos brancos arrumados em duas tranças, uma de cada lado, observando e esperando por ela. Minutos passaram e a terapeuta explicou que aquela indígena era uma guia que guardava Isabel e trazia uma intensa conexão com suas origens e raízes. Falou ainda que a anciã indígena a esperava do lado contrário de uma ponte, que representava a decisão de abandonar quem estava sendo para se encontrar com essa indígena.

Ainda na mesma sessão de leitura de registros akáshicos, Isabel perguntou à terapeuta sobre o que a vida poderia oferecer caso decidisse ficar no Chile. A terapeuta retornou à figura da anciã indígena esperando pacientemente. Mencionou que a espiritualidade estava amparando Isabel. Explicou, ainda, que ela tinha ido resolver algumas pendências de outros tempos em terras andinas, e por isso estava amparada, pois aquelas situações já tinham sido resolvidas. Disse que ela poderia seguir com a cabeça erguida, confiante, e contou que o lugar em que Isabel viveria, num futuro próximo, teria muito sol, mar e luz, e que ali receberia pessoas que estavam vivendo muito para dentro de si e precisavam de sua ajuda para sair e retornar à vida.

Isabel seguiu seus dias na ecovila, sentindo aquela natureza em expansão, aquela abundância. O que acontecia fora, acontecia também dentro dela: expansão. Se aproximou da ideia de que a vida poderia ser abundante, que o trabalho é parte da vida, mas que a vida não é só trabalhar. No fim de três semanas, retornou a São Paulo, para então seguir à Amazônia, para a aldeia Shanenawa, no município de Feijó, localizada a alguns quilômetros de Rio Branco.

Era metade de agosto de 2022. Chegou àquela aldeia no meio da Floresta Amazônica. Com ela, estavam outras duas pessoas, uma paulistana e uma francesa, que também estavam indo para uma imersão na aldeia. Durante uma semana, viveram como uma família Shanenawa. Comiam juntos, cantavam, rezavam, brincavam com as crianças, assistiam às mulheres confeccionarem seus artesanatos e, sim, consagraram as várias medicinas da floresta.

Observava aquela maneira de viver em comunidade. Tudo era de todos, todos se ajudavam entre si. O filho de um era o filho de todos. As crianças se cuidavam entre si, os mais velhos guardando os mais novos. Alguns netos viviam na casa onde estavam os avós, que eram o pajé e sua companheira. Não havia muita diferença entre eles, pois eram parte de um todo, galhos de um tronco único, com raízes firmes. Estavam ali resistindo a um sistema que não cuida deles como deveria. Estavam ali preservando parte da Amazônia.

Estavam ali sustentando e sendo sustentados pela força das medicinas.

Foram duas consagrações de Ayahuasca, uma de rapé e uma de kambô.[9] Na primeira consagração de Uni, como se referem à Ayahuasca naquela etnia, Isabel se levantou com muito vômito seco, típico de limpeza espiritual. Uma indígena de dezessete anos, que junto à roda apoiava o trabalho, se dirigiu a ela e disse: "É você quem domina a medicina, não é Ela que domina você". Escutava o conselho da voz de alguém que vivia aquilo desde o ventre da mãe.

Naquela aldeia, a partir de um ano de vida, as crianças recebem gotas de Uni, para ir abrindo a visão. Com aquela fala, ficou clara a importância da firmeza e de intencionar o direcionamento das consagrações de medicinas da floresta, a importância de ser corresponsável junto à medicina. Ela apoia e abre caminhos, mas é importante que se tenha firme dentro de si o que se deseja trabalhar em cada cerimônia.

As experiências com os Shanenawa foram intensas. Para Isabel, estar diante da grandiosidade da Amazônia, com povos originários, era realizar um sonho. Se sentia parte daquele povo, membro daquela grande família. Na primeira consagração de Uni, ela recebeu do pajé o seu maracá, para tocar e rezar junto a todos:

---

9 Kambô: Medicina da Floresta composta por secreção retirada da rã da espécie *Phyllomedusa bicolor*. A prática consiste na aplicação do kambô sobre a pele, em pontos anteriormente queimados pelo xamã/pajé.

pajé, cacique e demais membros da família, diante de uma fogueira. Se sentiu honrada em receber aquele instrumento potente, usado para chamar os espíritos da floresta. Cantaram e tocaram juntos, sob uma noite estrelada na selva amazônica.

Na segunda cerimônia de Uni, deitada nos braços da Mãe Terra, entregava suas dores e pedia forças para continuar o seu caminhar. O pajé sentiu sua dor, se aproximou, perguntou o que a fazia sofrer naquele momento. Ela mencionou a dificuldade em soltar o que ela sabia que já não fazia mais sentido: o seu vínculo laboral com a universidade chilena. Ele questionou quem a estava obrigando a continuar naquela situação. Ela respondeu que era ela mesma.

Percebeu o quanto parte das dores que ela sofria eram causadas por ela própria. Ela estava sendo sua pior ditadora naquela situação, apegada a um lugar e a uma vida que, para aquele recorte de tempo, precisavam ser deixados. Recebeu um sopro do pajé nos dois ouvidos e na nuca, além de um abano nas costas com as penas do cocar. Sopro do penacho do pajé. Era um novo sopro de cura. Era mais um sopro no seu despertar.

Depois de sete dias, a vivência na aldeia terminou. Ela levou consigo muito aprendizado, força, senso de comunidade, abundância de uma terra fértil e fé, muita fé de que tempos melhores estavam por vir. Acessou um lugar interno de que realmente seu futuro é ancestral. Retornou a São Paulo e, dias depois, voltou a terras baianas.

Daquela vez, estava naquelas terras para dançar entre mulheres, debaixo da lua cheia, evento que aconteceria numa praia da Península de Maraú. Mais uma vez se hospedou na ecovila por semanas. Cerca de cinquenta *hermanas* se reuniram por três noites, cantando, dançando e rezando, por elas, por suas ancestrais e por aqueles que estavam por vir.

Em uma daquelas noites, iluminada pela lua, cercada por um coqueiral à beira-mar, sentiu que já tinha vivido aquilo. Era um tipo de vivência que lhe era muito familiar. Em determinado momento, dançando ao redor do fogo, sentiu que seu corpo se movimentava, mas que não era propriamente ela que se movia. No entanto, não sabia exatamente como caracterizar aquilo.

Dançar entre mulheres, com homens guardando o fogo e o mar — que, por vezes, na maré-cheia, chegava aos pés das dançantes — foi algo potente. Sentia a força, a grande potência de um grupo de mulheres em cura, alinhadas com a natureza e uma força superior. Aquelas figuras femininas estavam sendo cuidadas por um masculino também em regeneração, e elas se permitiam ser guardadas por aqueles homens durante três noites. Não havia exclusão, eles se complementavam: o feminino e o masculino.

Muitos processos foram abertos naquele movimento. Processos coletivos e processos individuais. Muito foi plantado naquela terra. Muito foi consagrado àquele fogo e muito foi compartilhado com aquele grupo. Na manhã de uma segunda-feira, aquele rezo foi fechado, com todos reunidos dentro de uma oca, espaço da ecovila. Na ocasião, uma das *hermanas* recebeu uma entidade, um Caboclo, que trouxe a seguinte mensagem: "tabaco, nariz, essa terra precisa disso".

Diante de tantos processos que estavam sendo trabalhados no final do rezo dentro daquela oca, Isabel, do lado de fora da oca, assistiu à chegada do Caboclo e escutou a mensagem. Um resgate ancestral precisava ser feito naquele lugar. Ele trouxe a mensagem e se foi. Minutos depois, o rezo foi encerrado. E Isabel ficou com toda aquela potência.

A mensagem da entidade não era somente para a terra, mas também para Isabel. Assim como aquela terra, ela precisava fazer seu autorresgate. E seguiu.

4. RECUPERANDO O PODER

Depois do evento de dança entre mulheres, Isabel permaneceu na ecovila por mais uns dias. No final de sua estadia, viu que a terapeuta que havia realizado a sua leitura de registros akáshicos na visita de julho ofereceria uma formação para novos terapeutas se iniciarem naquela ferramenta. A formação se chamava *"Recupera tu poder ahora"*.

Sentiu vontade de participar daquela formação. Meio cética, meio crente acerca de sua capacidade em acessar mensagens, foi viver aquela experiência de três dias. Não sabia o que aconteceria ali, sequer sabia como seria a dinâmica daquela formação, mas seu coração lhe pedia para ir. E ela foi. Um grupo de cerca de dez pessoas se formou e as práticas foram acontecendo. Conheceram a história do casal que oferecia a formação, estudaram a origem daquela ferramenta e passaram por momentos de meditação.

No segundo dia, o grupo recebeu a iniciação em registros akáshicos e, para iniciar as práticas, seguiram lendo os registros um do outro. Era como acessar uma biblioteca de vida de onde chegam mensagens sobre a alma que viveu e vive em um corpo, que teve uma história e seguirá tendo, independentemente do tempo. As mensagens que chegam através de uma leitura de registros akáshicos são as necessárias para a alma se conectar com sua essência no momento presente e seguir seu processo de evolução. Para acessar as informações, uma oração é realizada com o nome da pessoa que terá os registros lidos e sua data de nascimento, e logo as mensagens chegam ao terapeuta.

A ferramenta não está ligada a nenhuma religião, mas a Bíblia traz registros akáshicos, como o Livro da Vida. Há outros estudos sagrados que também mencionam essa ferramenta, entretanto ela não se define como religião ou filosofia. Os registros akáshicos seriam uma ferramenta terapêutica através da qual cada ser humano pode acessar os registros da sua história de vida(s), ou seja, acessar a sua energia divina e relembrar aquilo que Deus, o Universo, a Inteligência Superior que a tudo rege permite que seja acessado no momento presente da vida de cada um, a fim de contribuir para o processo evolutivo daquele que tem seus registros lidos.

Durante a formação, Isabel praticou com os colegas do grupo, realizando e recebendo leituras. No final da formação, o casal de terapeutas responsável pela iniciação também leu os registros de Isabel. A terapeuta disse que sentia uma figura indígena, fumando um cachimbo, e que sua boca naquele momento tinha gosto de tabaco. Já o terapeuta mencionou que visualizava uma anciã indígena que a guiava. Parece que aquela figura era corriqueira. Ela estava ali. Já era um fato.

Depois da formação, passou trinta dias de um processo denominado "transição à graça", quando diariamente meditava e logo abria seus próprios registros através da oração com seu nome completo e data de nascimento.

Deixou a ecovila no dia em que acabou a formação naquela ferramenta. Voltou a São Paulo e logo seguiu para o Chile. Tinha decidido, junto à sua psiquiatra, que tentaria retornar ao trabalho após três meses de atestado. Ela se sentia melhor do quadro depressivo, mas a psiquiatra solicitou que a retomada fosse gradual, com flexibilidade de horários. Aqueles meses que passou afastada do trabalho e do frio realmente foram valiosos na sua recuperação, e a psiquiatra corroborava aquela ideia, de que aquele tempo tinha contribuído para um avanço em seu quadro clínico.

Se sentindo melhor e com mais energia, Isabel chegou em casa com a ideia de que podia mais uma vez tentar trabalhar. Tentou contato com sua chefia, para um acordo de flexibilidade de horários. Diante de uma resposta negativa, recorreu ao departamento de recursos humanos e expôs o documento em que sua médica solicitava regresso gradual e flexível às atividades laborais. De novo, obteve resposta negativa.

A universidade solicitava que ela apresentasse atestado de trabalho alegando necessidade de trabalhar por meio período, mas o sistema de saúde chileno já havia negado os últimos dois atestados apresentados por ela, alegando que precisava de mais provas da enfermidade diagnosticada.

Para o sistema de saúde, para as empresas e para sociedade, de fato é mais fácil comprovar uma perna quebrada ou uma ferida no corpo. Mas como atestar uma dor na alma, senão por relatos do paciente e sinais clínicos apresentados na rotina, na vontade de viver que vai se perdendo? As evidências eram os documentos de sua psiquiatra e seu psicólogo, a quantidade de consultas pelas quais tinha passado durante aquele ano e todo o arsenal de terapias farmacológicas e não farmacológicas prescritas, todas devidamente executadas. Ainda assim, essas evidências eram insuficientes para o sistema de saúde. Por isso, a médica recomendava um acordo informal empresa-empregado, e não um novo atestado.

Não havia um exame que comprovasse aquela ferida na sua alma, afinal depressão e burnout não sangram o corpo, sangram o espírito. As tentativas de permanecer com horário flexível e retorno gradual às atividades foram em vão. Mais uma vez, o sistema em que hoje se vive mostrava que, apesar de toda a campanha sobre saúde mental, na prática, a teoria era outra. Incoerência, caminhos a serem discutidos e mapeados com novas rotas, mostrando a necessidade de profissionais mais voltados a tornar a saúde mental, de fato, parte do sistema. Entretanto, ela estava cansada, precisava continuar, com sua pouca energia voltada à própria recuperação.

Diante da negativa de acordo, não suportou ficar. Não podia deixar que os três meses de recuperação fossem perdidos. Naquele cenário, pediu demissão. Numa dor profunda em ter que soltar aquele vínculo, comunicou que, a partir daquele momento, não faria mais parte do corpo docente e de pesquisadores da universidade. Expressou seu incômodo com posturas que julgava incoerentes com uma faculdade de ciências da saúde. Como ensinar saúde sem oferecer um mínimo de flexibilidade para um funcionário restabelecer sua saúde mental? Aquilo era inconcebível para Isabel, que enxergava a saúde de maneira mais ampla. Aquela era mais uma prova de que ela não queria mais servir àquele sistema.

Ela tinha consciência de seu trabalho, dos resultados que, ainda que doente e fragilizada, nunca deixou de entregar. Ela tinha ciência do quanto se negligenciou para cumprir metas. E agora já não queria mais fazer isso com ela mesma. Depois de comunicar o desligamento à chefia imediata e ao departamento de recursos humanos, pediu uma reunião com um superior, responsável pela vice-reitoria acadêmica. Entregou todas as evidências do trabalho executado como docente, pesquisadora e diretora de departamento, ainda que diante de vários desafios: chegar a um novo país numa pandemia; viver o primeiro ano de pandemia sem rede de apoio, em um país que não era o dela; sustentar metas laborais diante de um quadro de saúde que estava requisitando pausa; e, acima de tudo, ser contra as injustiças que aquele sistema de trabalho apresentava. Entregou ainda evidências de como aquela forma de trabalho seguia as selvagerias do sistema capitalista. E, naquela ocasião, mencionou que não mais serviria àquele sistema.

Na mesma reunião, a autoridade recebeu tudo o que ela trazia. Reconheceu o trabalho e as realizações dela e perguntou do que precisava para não sair da universidade. Ela respondeu que estava decidida a não mais permanecer naquela situação, e então a autoridade lhe ofereceu a oportunidade de prestar serviço através da pesquisa científica, de qualquer parte do mundo, dando a chance, assim, para que ela retornasse ao seu país. Era a melhor resolução que poderia acontecer naquele caos que ela estava atravessando. Então percebeu: ao darmos o primeiro passo, o caminho vai se abrindo.

Ela agradeceu e seguiu na transição de vida que tinha decidido realizar. Queria viver no seu próprio ritmo. Queria respirar tranquilamente, longe de reuniões que serviam como briga de egos e já não faziam mais sentido para ela. Queria ver o sol se pôr e a lua nascer, pacientemente, e estava se permitindo ser ela mesma, acompanhando o passo que seu corpo podia sustentar, e não o ritmo de uma sociedade de produção desenfreada.

Aquela situação veio afirmar mais uma vez que, para expandir, é necessário soltar. É necessário soltar o velho, o que já não cabe mais, para abrir espaço ao novo. É necessário estar atento para quando não se cabe mais em um lugar ou situação. É necessário saber entrar e saber sair de situações no momento adequado, antes que a saúde grite e nos obrigue à mudança. É necessário orar e vigiar, mas vigiar primeiro, e depois orar.

Viver isso tudo no encerramento de um ciclo foi um grande aprendizado. Foi uma maneira de trabalhar seu autovalor e reconhecer que às vezes nos tornamos grandes demais para caber em determinados lugares e situações. A partir daí, quando já não se cabe e há insistência em permanecer, o cenário começa a apertar, a apagar o brilho interior de cada um, que se deixa esquecer do poder que possui. E isso vale para pessoas, lugares e situações.

Ela continuava no caminho de resgate do seu poder interior, e observava que quanto mais era honesta com o seu sentir, mais alinhadas as coisas aconteciam. Parecia até mágica. E as coisas foram se organizando em torno do desejo mais fiel do seu coração naquele momento: viver em paz consigo mesma, no seu próprio ritmo. Ela queria voltar a se sentir viva. Durante o processo de desligamento da universidade, foi aos poucos sentindo o que fazer dali para a frente, ao passo que exercitava o viver no momento presente.

Chegar àquela decisão não tinha sido fácil. Era o terceiro cargo público de que ela se exonerava. Aquilo era uma quebra de paradigmas para a sua geração. Muitos a taxariam de louca. Mas o que seria a loucura se não a coragem de seguir a voz do coração?

A partir dali, ela sentia que soltava mais uma camada do controle. Soltava o controle da sua vida e se entregava ao fluxo do que dizia o seu coração. Foi uma decisão tomada a duras penas, porém, com o passar dos dias, sentia a descompressão e a dádiva que era acordar sem ter que servir a um sistema que já não lhe fazia mais sentido algum. Era mais uma camada do velho se dissolvendo, abrindo espaço para o novo.

Ainda naquele mês de outubro, terminou a sua transição à graça, período de trinta dias abrindo seus próprios registros akáshicos para então seguir oferecendo o seu serviço aos demais. Começou a divulgar aquela ferramenta terapêutica, e o fluxo foi seguindo sem nenhum obstáculo. Sessões *online* e presenciais funcionavam muito bem. Foram muitos atendimentos naqueles primeiros meses, e Isabel se sentia feliz em poder contribuir na vida de tantas pessoas, fazendo elas se sentirem como há tempos não se sentiam.

Os registros akáshicos permitiram um contato muito íntimo com sua espiritualidade. De certa forma, aquela ferramenta confirmava o que ela já estava sentindo: que o seu caminho eram as terapias espirituais, ajudando as pessoas e se fortalecendo cada vez mais no caminho da luz. Ela realmente tinha recuperado grande parte do seu autopoder através daquela formação chamada "Recupera tu poder ahora". Sentia que sua alma esperava aquele encontro. Se sentia mais leve e mais cheia de vida. Tinha encontrado um caminho que fazia vibrar o seu coração.

Naquela terra fria de Neruda, até aquele momento, tinha exercitado o "estar a solas" ao adormecer, ao amanhecer, ao respirar — ora por opção, ora por falta dela. A sua própria companhia foi o bastante em tantos momentos — felizes e tristes —, rindo dos seus erros, de não saber pedir "milho para pipoca" no supermercado por não conhecer a palavra "pipoca" em espanhol. E sequer podia pesquisar, porque não saía de casa com o celular. O mundo atravessava uma pandemia e ela não queria "contaminá-lo com o vírus". Por tantos dias ela chorou no tapete da sala, sem conseguir ao menos mandar uma mensagem pedindo ajuda.

Parecia até uma outra vida, uma outra Isabel. De fato, era uma outra vida. Quiçá, uma outra mulher. Se via mais forte, porém mais sensível a si mesma. Uma casca se desfez. Uma camada do medo de olhar para aquela parte que ela jogava para debaixo do tapete, ou deixava para depois, se dissolveu. Foi dolorido e desafiador, mas muito gratificante quando ela olhou nos olhos daquela nova mulher e viu que, sim, muitas foram as manhãs geladas em que ela pôde estar sozinha ao amanhecer, ainda que muitas vezes rodeada de pessoas.

Agradecia à sua antiga versão, que, com as ferramentas do momento, tinha conseguido sair das gélidas manhãs e das várias noites escuras da sua alma naquela terra melancólica de Neruda. Agradecia por ter enxergado que há vida fora de um sistema cruel, fora de um escritório, universidade ou hospital, e por ter feito escolhas conscientes a tempo de viver. Firmada na força da luz, seguiu aqueles meses em terras andinas recuperando o seu poder, vigiando e orando para que nada a deixasse voltar ao quadro em que se encontrou no decorrer daquele ano.

Consciente de que era necessário permanecer passo a passo, na sua troca de pele, seguiu adiante.

5.
AS MENSAGENS

Pela maneira como tudo havia acontecido desde que saíra do Brasil, com sua chegada ao Chile duas semanas antes de iniciar a pandemia, Isabel sentia que não estava ali por acaso. Ao deixar o Brasil, sentia muito profundamente em seu coração que estava seguindo o caminho certo. Ela não temia. Chegou a terras chilenas confiante. Só não entendia de onde se originava aquela confiança, pois a maneira como aquele sentimento se apresentava era algo muito novo.

Com o passar do tempo, foi revisitando aquela confiança e observando que havia sentimentos que não se explicavam, apenas se sentiam. Eles não passavam pela mente, eram originados direto no coração. Queria chamar aquilo de intuição, mas ainda não tinha clareza de como podia chamar.

Os dias foram se passando na vida nova, pós--demissão. Os atendimentos terapêuticos foram acontecendo, e a sua rotina se estabelecendo entre meditação, orações, atividade física e tempo para assistir aos ciclos da natureza, refletidos nos seus próprios ciclos internos.

Além disso, seguia o seu trabalho com a escrita de artigos científicos. O seu ritmo interno estava começando a ser recuperado. Se sentia mais vívida e energizada, e aos poucos se organizava para tomar os próximos passos.

Sabia que retornaria ao Brasil. Ao sair da ecovila, em setembro do ano anterior, seu coração sabia que voltaria para viver ali. Só não sabia exatamente como nem por quanto tempo. E começou a se planejar em cima daquela decisão, mais uma vez guiada por aquele sentimento de confiança que escutava do seu coração. Regressaria às terras baianas, onde o sol nascia cedo e onde havia verde, mar, mata e rio. Onde havia também um céu estrelado, comida saudável, ar puro e calor. Era ali que queria viver. Mantinha suas orações e mentalizações focadas naquela decisão, esperando sentir o momento em que daria aquele passo de retorno para casa.

Era primavera. Num dia ensolarado, recebendo luz através dos janelões de vidro do seu quarto, no 14º andar, cerca de dez dias após seu pedido de exoneração da universidade, tão logo Isabel abriu os olhos, uma voz soou nos seus ouvidos. A voz dizia um nome: Cabocla Moema. Não sabia explicar bem como era aquela mensagem, pois ela não veio em sonho, veio logo que despertou pela manhã. Isabel não a considerou muito e seguiu para sua rotina diária. Achava que era sua mente e suas peripécias de sempre.

Cerca de dois dias mais tarde, em estado meditativo, em frente ao seu altar, uma voz soprou no seu ouvido direito. Era a mesma informação: Cabocla Moema. Dessa vez, não ignorou. Declinou da meditação. Recorreu ao Google. Sua mente de pesquisadora científica precisava investigar sobre a Cabocla Moema, mas seu coração — curandeiro de si —, naquele momento, já sabia. Em alguns minutos, depois de encontrar informações sobre Jurema, Jupiara, Jussara, Jandira, Poti, eis que chega seu nome: Moema.

Cabocla Moema: Cabocla de Oxum e Oxóssi, de origem Tupinambá. Em Tupi-Guarani, aquela que é bela, aquela que adoça. Começou a recordar que nos últimos três anos, através de tantas canalizações, leituras, mensagens, e por meio de tantas pessoas e egrégoras diferentes, recebia a imagem de uma anciã indígena ao seu lado. Custava a acreditar, mas naquele dia o seu coração sentiu, e ela não teve dúvida. Retomou então aquele sentimento que outrora não sabia caracterizar: o entendimento, a confiança que vinha do seu coração. Isabel estava sentindo e, naquele momento, passava a chamar aquilo de intuição. Ela estava sendo guiada por sua intuição.

A terra onde ela já tinha escolhido viver na Bahia era de origem Tupinambá. Quando encontrou a origem daquele nome que havia recebido, imediatamente se lembrou da leitura de registros akáshicos na ecovila. Recordou que aquela indígena estava esperando Isabel atravessar uma ponte para se encontrar com ela. Além disso, lembrou também de outros vários processos terapêuticos que traziam mensagens sobre uma figura indígena a acompanhando.

Passada a euforia com aquela informação tão clara, serenou. Se orgulhou dos passos tomados até ali e seguiu confiante de que estava no caminho certo: a rota que o seu coração traçava, o rumo que a sua intuição mostrava. Embora acostumada a viver pela racionalidade, ela estava se permitindo mergulhar.

Algumas outras mensagens começaram a fazer sentido. Os seus pais, durante o tempo em que ela estava na pior fase do processo depressivo, levavam sua foto a um centro de Umbanda, na cidade de São Paulo, para atendimento espiritual a partir de sua imagem. Em um daqueles atendimentos, a seguinte mensagem chegou: "Ela está perdida na escuridão e vai voltar às suas origens. Ela voltará às suas raízes para se encontrar, e vai buscar a espiritualidade, pois isso está em seu caminho de vida nesta encarnação".

Ela continuou seus dias numa rotina tranquila. Numa tarde de novembro, saiu para um café com uma amiga chilena. Tinham combinado de se encontrar para celebrar o seu aniversário, que havia sido dias antes. No caminho de volta ao seu apartamento, entrou numa livraria. Um livro chamou sua atenção: *Muchos Cuerpos, una Misma Alma*, do psiquiatra americano Brian Weiss, autor de dez best-sellers. Na obra, o médico discorre sobre o poder curativo da regressão a vidas passadas no tratamento das dores de seus pacientes.

Segundo o autor, tudo o que se faz nesta vida interfere nas vidas futuras. Independentemente de religiosidade, Weiss disserta sobre a diferença entre espiritualidade e religião quando escreve que ninguém precisa de uma religião para ser espiritualizado. Para ele, Deus é uma energia de amor e sabedoria que reside em cada uma de nossas células, e todas as almas humanas estão conectadas em alguma esfera, ou seja, todos somos um único ser. Ele entende que a parte mais importante do ser humano é a alma, e ela é eterna.

Na sua obra, chega a citar Freud, que tratava o inconsciente como o lugar onde se armazena toda a experiência humana, sendo responsável por um indivíduo se comportar, sentir e agir de determinada maneira. E há quem afirme que o "inconsciente", para Freud, se refere à alma.

No decorrer da obra, Weiss apresenta estudos de caso de sessões de regressão a vidas passadas com seus pacientes. Relatando esses casos, o psiquiatra mostra quadros de pessoas que, durante a sessão, apresentavam xenoglossia,[10] o que comprovaria que, sim, aqueles sujeitos estavam retornando a algum outro momento que suas almas viveram. O autor relata que quando os pacientes se viam em outras vidas, os traumas que os tinham conduzido à consulta médica diminuíam e, em muitos casos, chegavam a desaparecer.

Certa noite, depois de se preparar para dormir, Isabel se deitou e deu continuidade à leitura do livro. Em determinado momento, Weiss ensinava ao leitor

---

10 Xenoglossia: ato de falar de forma supostamente espontânea em línguas que não foram previamente aprendidas.

como se comunicar com o sintoma de uma patologia num exercício chamado "Um diálogo com a enfermidade". O leitor escolhe apenas um sintoma, mental ou físico, que gostaria de entender e, dessa maneira, anular. Para a escolha, o médico recomenda que o leitor observe os primeiros pensamentos, sensações, impressões ou sentimentos que aparecem. A partir daí, o leitor deve se conectar com a parte do corpo ou mente onde se localiza o sintoma, tentando aumentá-lo e observando como pode suportar aquela situação. Em seguida, o leitor se coloca no lugar do sintoma e faz perguntas a si mesmo, como: "Você me ajuda a expressar algo que sem você não posso expressar?" ou "Você me protege de algo ou de alguém?".

Isabel decidiu se levantar da cama, acendeu uma vela em frente ao seu altar e deu início ao exercício. Escolheu como sintoma a tristeza que tinha tomado conta de sua alma naquele último ano e seguiu observando o que acontecia. Inicialmente, viu uma anciã de corpo robusto e pele escurecida sobre uma montanha, onde havia uma espécie de tenda e um fogo na beira de um rio. Era noite naquela imagem. A anciã vestia um manto em que estava desenhada uma cruz, a cruz andina. Permaneceu com aquela visão por alguns minutos e, de repente, um homem se aproximou e tirou sua vida com uma punhalada no flanco direito.

Aquela anciã era a própria Isabel. Ela ainda conseguiu perguntar o que aquele sintoma tinha para lhe mostrar, e a resposta foi que, através dele, ela recuperaria o seu poder interno. Naquele momento, depois daquela visualização e resposta, com muita euforia, dor e choro, retornou do exercício. Permaneceu em frente ao altar por horas, rezando e pedindo direcionamento diante daquele acontecimento. Conseguiu adormecer, mas no dia seguinte aquelas cenas e a resposta não saíam da sua cabeça.

Estava entrando na última semana de 2022. Sentia que precisava de um profissional, de um psicólogo que realmente lhe oferecesse uma sessão completa de regressão a vidas passadas para conseguir ir mais além naquela mensagem. Na verdade, ela queria confirmar se o que tinha chegado era realmente aquilo. Começou a buscar por profissionais especializados naquele serviço. Encontrou o Centro de Hipnosis Clínica, que existia há mais de vinte anos em cerca de dez cidades do Chile e tinha filial na cidade onde ela residia. Pediu um horário e reservou uma consulta.

Chegado o dia, seguiu para o atendimento. Explicou ao psicólogo por que buscava aquela consulta. Mencionou todo seu quadro clínico de depressão, ansiedade generalizada e síndrome de *burnout* e frisou especialmente os dois últimos anos de sua existência. Particularmente, mencionou o episódio que tinha servido de gatilho à busca pela regressão: a leitura e o exercício proposto no livro de Brian Weiss. O terapeuta escutou Isabel e a acolheu devidamente.

Numa primeira ocasião, explicou a Isabel como conduziria a sessão e a guiou por uma meditação. Já no segundo encontro, seguiu com a meditação guiada até que adentraram o processo de regressão propriamente dito. E, incrivelmente, ela chegou ao mesmo lugar da visualização de dias atrás: em cima de uma montanha onde havia uma tenda, um rio, uma fogueira e uma senhora vestida com um manto de cruz andina. Naquela ocasião, a senhora estava sentada à beira do rio, cercada de mulheres, cantando e tocando o seu *kultrún*.[11] Na tenda, a anciã recebia pessoas para oferecer tratamentos, quaisquer que fossem suas queixas. Ali era o seu consultório.

O psicólogo ia a todo momento conversando com Isabel. Perguntava o que as pessoas estavam fazendo, como se comportavam, quem eram, como se vestiam e como era o cenário. Algo que chamava muito a atenção dela era a estreita faixa de terra entre o ápice da montanha e o rio que banhava a área onde se encontravam.

O terapeuta questionou ainda quem era aquela senhora e como se chamava. "Esta senhora sou eu", respondeu. Perguntou como se chamava e ela respondeu: "Mapu, ela se chama Mapu. É uma *machi*[12] e recebe pessoas para ajudá-las". Depois de se certificar de que ela estava satisfeita com as informações que havia acessado,

---

11 *Kultrún*: tambor utilizado por povos Mapuche, mas de uso universal, através do qual se associa o homem a algo superior, à divindade.

12 *Machi*: espécie de xamã Mapuche cuja principal função é curar doenças e males que alguém possa apresentar ao procurá-lo. Figura dotada de sabedoria ancestral, faz uma ponte entre o mundo espiritual e o material. No Chile, a maior parte de *machis* é do gênero feminino.

o psicólogo foi determinando o final da sessão, conduzindo Isabel de volta ao momento presente. Ao finalizar, conversaram sobre o objetivo que a havia levado até ali, e se ela precisava de algo mais. Juntos, chegaram à conclusão de que, sim, o que ela havia visto sozinha, ao fazer o exercício proposto pelo livro, estava correto. Mapu era uma *machi*, e aquela *machi* era Isabel.

Deixou o consultório um pouco mais leve. Sentia que comprovava várias coisas que já sentia, mas das quais muitas vezes duvidava. Entendia agora, de maneira mais palpável, o porquê de ter tido tanta certeza ao tomar a decisão de mudar de vida e ir morar em terras andinas. Aquele lugar simplesmente estava em seu caminho. Era uma parte da história de sua alma que precisava ser revivida e ressignificada.

Isabel entendia aquela experiência também como um resgate de poderes latentes que outrora possuiu e que permaneciam disponíveis na memória de sua essência, de seu espírito. Segundo Weiss, o espírito é vestido por muitos corpos ao longo de vidas e vidas, mas permanece sendo imortal. Foi então que ela começou a observar por que as medicinas ancestrais chamavam tanto a sua atenção. Para além disso, percebeu por que se sentia tão confortável no meio da natureza. Aos poucos, aquele quebra-cabeça ia se encaixando.

Para terminar aquele ano, tinha decidido ir a um retiro no alto de uma montanha, em região próxima à sua casa, no sul do Chile, um encontro de mulheres, que passariam oito dias retiradas no alto, em uma estrutura cercada por mata nativa, água e muitas montanhas.

Dois dias tinham se passado desde a consulta. Era 28 de dezembro de 2022 e chegava para se juntar a cerca de outras cinquenta mulheres. Ao ver aquele lugar, sentiu um impacto profundo: não acreditava no que os seus olhos viam e o seu coração sentia. Era exatamente o lugar em que havia chegado durante a regressão, dois dias antes, na consulta com o psicólogo. Durante a regressão, o que mais tinha chamado a sua atenção era a estreita faixa de terra entre o rio e os cumes das montanhas, tal qual naquele lugar. Por um momento, ainda impressionada, respirou e agradeceu mais uma vez por estar vivendo aquilo tudo.

Aquela informação tocou Isabel muito fortemente. Não entendia como era possível aquilo acontecer. De fato, há muitas coisas no mundo espiritual que a mente não explica. Durante os dias do retiro, tentava apenas viver aquela experiência em presença, naquele cenário já conhecido por sua alma. Foram dias em que pediu fortemente ao Universo, às forças daquelas montanhas e aos espíritos guardiões daquele lugar para lhe ajudarem naquela transição de volta ao Brasil.

Sabia que grandes passos já tinham sido dados em direção àquele caminho, mas ainda precisava de sustentação, pois os sentimentos oscilavam muito entre a certeza e a dúvida. Assim era quando a mente entrava em jogo: chegava a dúvida. Entretanto, quando escutava a voz do coração, tinha certeza que voltar às origens era a decisão do momento. E o seu coração já havia tomado aquela decisão.

Foram dias trabalhando o sentir. Afinal, com as últimas experiências, estava aprendendo a escutá-lo. Durante a vivência nas montanhas, aquelas mulheres podiam trocar entre si as várias terapias que conheciam. Foi quando recebeu uma canalização de uma *hermana* chilena em troca de uma leitura de registros akáshicos. Durante aquela canalização que recebeu, a primeira mensagem que chegou era que ela havia sido uma *machi* que vivia naquela região. Costumava tocar o seu *kultrún* e tinha sido casada com um *lonko*,[13] com quem viveu muito feliz naquelas montanhas.

Mais uma vez precisou se entregar ao sentir, pois aquilo realmente não tinha explicação. Aquela mulher canalizadora nada sabia da regressão que Isabel havia feito há poucos dias. Como uma mensagem semelhante à da sessão podia chegar novamente até ela?

A espiritualidade simplesmente é, existe, e não se explica pela mente. É sentida, escutada e falada através do idioma do coração. Simplesmente é. Mas para senti-la, as vozes da mente precisam ser caladas.

E Isabel seguiu para o ano de 2023, disposta a calar essas vozes sempre que necessário.

---

13 *Lonko*: espécie de cacique da cultura Mapuche, responsável por toda a organização política/administrativa da comunidade.

6.
CAMINHO DE VOLTA

Diante de tantas informações que recebera e dos vários sentimentos que passavam pelo seu coração, Isabel começou aquele ano consciente do que tinha vivido até ali. Havia dado um mergulho profundo e poderoso para dentro de si. Acessou sombras, identificou padrões de comportamento e de relações que sustentava, situações que atraía para si na vida pessoal e profissional. Começava a enxergar que, de fato, não haveria mudança externa se o seu interior não estivesse disposto a seguir o caminho que o seu coração sentia. E, assim, dava mais um passo na espiral da consciência, um pouco mais segura em seguir a rota do coração.

Coragem: agir com o coração. O ano de 2023 lhe pedia coragem. Nos primeiros dias daquele ano, devagar e no seu ritmo, começou a se organizar para migrar de volta ao Brasil. Aos poucos foi buscando hospedagem na ecovila onde já havia decidido ir viver, no sul da Bahia, e organizando questões burocráticas para deixar o Chile. Sabia que aquele não era somente um retorno ao seu país de origem. Era um retorno para casa, quando, de maneira equilibrada, encontrava dentro de si o masculino e o feminino.

Ela, que desde criança entrou profundamente num mundo masculinizado, que a impedia de acessar suas vulnerabilidades e agir com o coração, agora sentia necessidade de atender não somente às demandas de uma realidade alheia à dela. Ela, que sempre esteve pronta para ajudar quem quer que chegasse com um pedido de ajuda — e muitas vezes antes que fosse solicitada —, agora sentia que estava no caminho para praticar o "colocar limites saudáveis" a fim de construir e manter relações genuínas, consigo mesma, com as pessoas, com o trabalho e com o mundo.

No livro *A jornada da heroína*, Maureen Murdock mostra como as mulheres, que são vistas como manipuladoras e fracas quando reconhecem as limitações de seu corpo físico, aprenderam a ignorar a dor para acompanhar os homens. Era exatamente aquilo que havia acontecido com Isabel. Calou por muito tempo as suas dores, e carregava muitas feridas e padrões de sua linhagem. Só sabia ajudar, pedir ajuda a incomodava. Só sabia exigir de si, não sabia se acolher. E os últimos anos e experiências foram lhe ensinando a fazer isso tudo, afinal, ela mesma teve que achar os caminhos para se retirar das situações em que tinha se colocado.

A data em que ia atravessar o grande portal de retorno para casa era 4 de abril de 2023. Até lá, visitou lugares que ainda queria conhecer em terras andinas, subiu montanhas, visitou e revistou lagos, e decidiu subir um dos vulcões da região em que morava para assistir ao alvorecer. O vulcão se chamava *Sollipulli*, nome que em mapudungun (idioma Mapuche) significa *cielo rojizo* (céu avermelhado). Entretanto, algumas literaturas apontam o significado de Sollipulli como *espírito de mujer*, contando que este vulcão traz um espírito feminino.

Isabel partiu com um grupo de cerca de dez pessoas. Iniciaram a subida em torno das duas horas da manhã, para assistir lá de cima ao nascer do sol e ao glaciar ao mesmo tempo. Enquanto subia as montanhas em direção ao cume do vulcão, com a escuridão que se estendia da madrugada até o início da alvorada, um filme passava em sua cabeça. Não se tratava de uma cronologia, tampouco de algo exato. Ela sentia que tinha vivido trezentos anos em apenas três naquela terra.

Película por película, o filme continuava. Eram imagens e sensações das escuridões que acessou durante esses três anos; das montanhas que escalou dentro de si; de quantas vezes a Mãe Terra foi sua mãe; e das vezes que ela implorava para sentir a luz do sol em sua pele. Ele, o Sol, o seu Pai. Lembrou de quantas vezes o vento gelado a abraçou quando ela necessitava de abraços. Em um ponto da subida, durante a madrugada, quase congelada, sentindo muito frio, cansada e sem ver nada além de um metro que a sua lanterna iluminava, perguntou o porquê de estar ali.

O relógio marcava cinco para as sete da manhã quando o sol começou a mostrar seus primeiros raios. Ao chegar ao topo, sem conseguir olhar fixamente para as montanhas por se sentir intimidada por tamanha abundância, Isabel obteve a resposta. Ela precisava sentir que depois da escuridão vem a abundância. E precisava aprender a não sentir medo de acessá-la. Precisava sentir a luz do sol saindo e esquentando a sua pele, que naquele momento sofria com dois graus negativos. Ao assistir aos primeiros raios do astro-rei naquela linda alvorada, quando o céu fazia jus ao nome do lugar (céu avermelhado), se sentiu abraçada pelos Andes, Apus del Mundo. Minutos depois, aquela vista já não a intimidava. Ela era parte daquela imensidão. Respirou e agradeceu à *Pachamama* por ter renascido em seu ventre. Dividiu um mate e logo um café com seus companheiros e companheiras de caminhada, nunca antes vistos, no topo daquele vulcão, de frente para um glaciar rodeado pela cordilheira.

Recordou também que, anteriormente, em uma primeira vez naquele cenário, pediu permissão aos guardiões do lugar para iniciar a subida. Durante a caminhada, embaixo de uma araucária de cerca de 1.600 anos, os ventos da Cordilheira dos Andes sopraram em seus ouvidos: *"Eres hija de esta tierra, hijita mía. Sé paciente y confiante en tu caminar"* ["Você é filha dessa terra, filha minha. Seja paciente e confiante no seu caminhar"]. Sentiu o vento frio congelando as lágrimas que escorriam ao escutar aquela mensagem. Era mais um sopro. Era mais um sopro de vida.

Os dias foram se passando e ela começou a se despedir das poucas pessoas com quem tinha compartilhado sua vida durante aqueles anos. Foi convidada por um amigo querido para um café em sua casa. Era fim de tarde de verão. Ao chegar, Carlito informou que queria lhe entregar um *regalo*. Surpresa, ela perguntou o que era o presente. Carlito se aproximou de seu cajado, construído com madeira bruta de *arrayan*, árvore patagônica alaranjada. Na madeira, uma serpente estava cravada com pedras de cornalina vermelha e jaspe verde. No topo do cajado, havia nozes e penas de águia.

Ao entregar o presente a Isabel, Carlito mencionou que sempre soube que o cajado era dela, e que aquilo representava a sua passagem para uma nova vida depois de tudo que havia enfrentado em terras do sul — do sul do mundo e do sul de suas emoções. O amigo mencionou ainda que aquele instrumento era símbolo de proteção e força, para que ela carregasse com ela dali em diante.

Ela tomou o cajado com suas mãos algo trêmulas. Perguntou como segurá-lo. Carlito respondeu que deveria segurá-lo com o coração. Decerto, era mais uma resposta para continuar no caminho do coração. Honraram aquele reencontro nesta encarnação. Ele era realmente um amigo muito querido, uma alma em expansão, desperto, honesto e verdadeiro com seus valores.

O calendário foi se aproximando de abril. Era chegada a hora de se despedir, mais uma vez, de uma vida que já não fazia mais sentido, de um apartamento equipado e confortável dentro de uma cidade, e adentrar caminhos nunca antes percorridos. Chegou o grande portal de 4 de abril de 2023. Atravessou confiante, ciente de sua coragem até ali, mas emocionada com aqueles passos.

No voo de regresso ao Brasil, assistindo ao dia raiar, observou a imponência dos Andes e agradeceu a todos os guardiões daquelas montanhas por a terem acolhido e cuidado dela, como necessário, naquela terra. Ela sentia que aquilo havia sido um resgate para reacender uma parte que se encontrava latente dentro dela. Chegou ao Brasil confiante, mas com muitos sentimentos misturados. Revisitando fotos e experiências, respirava consciente a fim de se concentrar no presente. Os dias pediam presença para que ela não se entregasse a um ciclo de ansiedade com o novo que estava por vir e com a mata que decidia adentrar — externa e interna.

Passou poucos dias pela capital de São Paulo, para visitar os pais. Um dia antes da ida à Bahia, pediu para ir ao centro de Umbanda aonde o pai levara sua foto há alguns meses. Foram juntos. Durante o atendimento, a entidade, chamada Cabocla Jupiara, informou que ela estaria muito bem guiada em terras baianas e que todo o seu povo a estaria acompanhando naquela jornada. Disse ainda que não tivesse medo, e confirmou que, sim, era realmente aquele o caminho a ser seguido.

Isabel desembarcou no aeroporto de Ilhéus, sul da Bahia, na tarde de 12 de abril de 2023. Assim que o avião tocou na terra, todo seu corpo se contorceu. Aquela sensação já era conhecida. À sua maneira, comunicou a Moema e a todos os seus guardiões que estava ali a serviço da espiritualidade. Pediu paciência e amorosidade naquele processo. Foram minutos sentindo aqueles tremores, até que foram abrandando. Desembarcou e, ao pisar naquele chão, sentiu uma descompressão. Era como se sua alma tivesse se expandido ao inspirar aquele ar de clima quente.

Havia contratado um *transfer* para transportá-la até a ecovila, situada a cerca de duas horas e meia do aeroporto. Seguiram pela Costa do Cacau, atravessando a cidade, estrada de barro e mata até chegar à sua nova moradia. Escolheu a casa com uma das melhores estruturas da ecovila, pois sabia que ainda enfrentaria muitos desafios nessa transição da cidade para a imersão na natureza.

A casa, um pouco fora dos padrões das demais da vila, tinha portas e janelas convencionais, banheiro com mármore e boxe de vidro. Era o que ela ainda precisava para que o seu momento de transição fosse o mais orgânico possível. Mulher da cidade, moradora de apartamentos, ainda necessitava de um pouco de paciência nessa transição.

Chegando à nova morada — aquela suíte dentro de uma casa de dois andares, aconchegante e bem decorada, localizada no final da vila —, arrumou o quarto e o limpou energeticamente com ervas que tinha recebido no dia anterior, no centro de Umbanda. Ao terminar a limpeza, firmou seu cajado na terra, solicitando guiança, proteção e força para aquela caminhada, agora dentro de uma floresta abundante da Mata Atlântica, cortada por um rio e onde chegava um mar do oceano Atlântico, com águas mornas.

Ao finalizar a oração, de algum lugar da vila escutou tambores tocarem. Uma música soava:

> Cabocla das matas
> Das cachoeiras
> Das pedras e das pedreiras
> Das ondas do mar [...]

A mesma canção que lhe acompanhava há um tempo. Minutos depois, os tambores cessaram e a música também. Ela não sabia quem, naquela vila, podia estar cantando aquela música.

E assim chegou à sua terra, de volta às suas origens. Assim foi o regresso às terras Tupinambás. Percebia que, até ali, tinha vivido a vida com o seu lado masculino muito fortalecido. Aprendeu, ensinada por sua família e pela sociedade, a arregaçar as mangas e partir para buscar o que queria conquistar, masculinizando-se num mundo dominado pelo ego, calando suas dores e necessidades, porque somente assim era vista. Mas de nada adiantou ser vista por fora, se por dentro estava apagada. Estando de volta, sentia que dava mais um passo no altar para esse matrimônio sagrado dentro de si: o casamento da sua energia masculina com a sua energia feminina. Porém, antes disso, o feminino ainda precisava ser acolhido dentro de si.

Ela, que tinha tocado o extremo do masculino dentro de si, o extremo daquela energia masculina — realizadora, fazedora de coisas, guerreira, forte —, chegava à hora de firmar o feminino fluido, acolhedor, sensível e flexível, para então ser a sua própria mãe. Era hora de pegar a criança no colo e mostrar que a adulta estava ali com ela sempre que precisasse. Apesar dos medos e inseguranças, aquela mulher tinha crescido e já sabia fazer essa automaternagem. Era chegada a hora.

Era tempo de viver e se entregar ao fluxo da vida e da natureza, ouvir os sons da mata bruta, a diversidade da floresta, observar as águas do rio no seu caminho de encontro com o mar. Era tempo de observar os ritmos das marés, os ciclos da lua, o nascer do sol e o céu estrelado. Era tempo de olhar para fora, como reflexo, enxergando o que havia dentro.

Bem ali: dentro dela.

7.
TUDO CONFORME O IMPREVISTO

Viver no fluxo. Recordar quem somos. Aceitar que os imprevistos vêm cumprir uma missão. Estar presente no momento presente.

Quem era aquela mulher quando saiu do automatismo de uma rotina imposta por ela mesma e por uma sociedade? Quem era ela estando presente no seu próprio corpo-espaço, com suas próprias regras? Durante muitos momentos daquele processo depressivo e de baixa energética, a pergunta que mais rondava a mente dela era quem, de verdade, era ela, e o que havia vindo realizar nesta vida. Por muitas vezes, não encontrava respostas, e era isso o que a deixava cada vez mais sem vontade de viver.

Tinha renunciado a toda uma maneira de viver pautada no ego, que acreditava condizer com quem era ela. De repente, aquele mundo construído havia desmoronado. E então estava sendo convidada a reconstruir o seu ser. Porém, essa não era uma tarefa das mais fáceis. Era preciso passear contra o fluxo de uma manada para encontrar o seu próprio fluxo. E ela estava decidida a trabalhar nesta reconstrução de si, pois já não cabia na vida que levava antes, tampouco na sua antiga versão.

Neste ponto, ao tocar este lugar, o ser humano, que muitas vezes se vê perdido dentro deste cenário, começa a ter que lidar com o luto do seu próprio ser. É quando percebe que nada daquilo que pensava ser verdade de fato o é. A partir de então, começa a precisar velar a si mesmo e, por muitas vezes, não entende o que está acontecendo. Desta maneira, passa a desacreditar da vida, dos seus sentimentos, do mundo, e se enche de questionamentos. Há uma briga da mente com o espírito, como se um dissesse que a direção é para a direita, enquanto o outro dissesse que é para a esquerda.

Chega-se a sentir uma sensação de loucura iminente, até perceber que é necessário sair do próprio velório, abrir mão da versão antiga e enterrá-la, para só então fazer nascer a sua nova versão. Entretanto, esse soltar do velho é muitas vezes doloroso, pois, na maioria dos casos, muito tempo se passou (independentemente de cronologia, de idade) de apego a esta versão. Além disso, todo e qualquer luto é complexo, e não poderia ser diferente quando estamos enlutados por nossa própria vida.

Eu diria que o despertar de consciência é se entregar a este fluxo de vida com autorresponsabilidade. É aceitar que nem tudo que aprendemos até hoje fará sentido para sempre e, em poucos minutos, tudo pode mudar. É aceitar que a única permanência que vivemos é a impermanência, que sempre nos acompanhará.

É também um eterno construir e desconstruir. É quando enxergamos, entendemos e vivemos de forma a aceitar que somos parte do todo, de algo maior, ao mesmo tempo que somos este mesmo todo, grande, abundante e poderoso.

E isso implica nos sentirmos parte da natureza, do coletivo, da sociedade. Somos parte, não somos "à parte". Somos água, terra, fogo, ar e também éter. Éter, o que liga todos esses elementos na chama da vida. Somos ciclos, e ciclos são passageiros e impermanentes, dentro da congruência do ir e vir. Os ciclos vão e vêm, numa espiral. E quando tocamos o despertar da nossa própria consciência, daquilo que há de mais sagrado dentro de nós, há uma expansão e, assim, não mais nos contraímos de maneira a voltar ao que já não somos, porque aquele ser já não existe. Entretanto, essa é uma expansão que a mente racional não acompanha, e que por isso nos gera tantos medos, sentimentos e questionamentos.

A chegada àquela vila permitiu a Isabel dar mais um passo em direção à expansão do seu ser. O sol nascia cedo, a mata viva — em vários tons de verde — mostrava a sua abundância, os seus vários ciclos internos. A maré, ora cheia, ora seca, representava os ciclos externos — esses que vão e vêm internamente, dentro de nós. O rio, correndo para o mar, trazia encontros e também despedidas.

Parar e escutar os diferentes sons da mata e da natureza fazia Isabel recordar que os ruídos internos podem ser escutados com paciência, e que sua origem pode ser identificada. Era o retrato da vida. O calor de sua pele podia ser abrandado a qualquer hora pelas águas doces correntes e pelas águas salgadas das ondas, que limpavam e esfriavam, além do seu corpo, a sua mente. Sim, aquela mesma mente que, no início do ano, ela decidiu calar sempre que necessário.

Os dias foram passando naquele modo de viver uma vida desacelerada. Era mais uma oportunidade de sentir (aquilo que ela estava descobrindo como fazer) e caminhar em direção à reconstrução da vida que havia cocriado para si. Era mais uma oportunidade de descobrir quem ela era além do que havia pensado que era até aquele momento de sua existência neste plano. Estava na trilha para olhar nos olhos dela mesma, além da família, dos títulos, do esporte, das viagens, do trabalho, das relações e das expectativas que ela mesma gerava para si. Ela queria se ver despida disso tudo.

Tinha planejado passar três estações naquela vila: outono, inverno e primavera. Desfrutava dos momentos naquele lugar, embora ainda não se sentisse pertencente. Nesse processo de autodescoberta, se sentia sozinha. Parecia que o mundo não falava o mesmo idioma que ela. Ao partilhar isso com outras pessoas, algumas até entendiam o momento por que ela estava passando, porém, ainda assim, ela se sentia mergulhada numa solidão imensa, mesmo rodeada de pessoas e dentro de uma comunidade.

Percebeu que, de fato, há uma semelhança no processo de despertar de consciência das pessoas, mas também pontos muito individuais e particulares, advindos da história de cada um. E daí se origina parte da sensação de solidão que rotineiramente se atravessa dentro desse processo. Somos seres únicos, sentimos e vivemos diferentemente um do outro.

Durante aqueles dias na vila, participou da guiança de rodas de registros akáshicos, ferramenta terapêutica na qual havia sido iniciada, e de outras atividades, como rodas de mantra e de cantos medicinais. A vida seguia. Comprava seus alimentos em uma feirinha orgânica, de agricultores locais que levavam os produtos até a vila duas vezes por semana. Na maioria das vezes, cozinhava seu próprio alimento, em outras, o compartilhava com outras pessoas da vila em suas casas. Os produtos de limpeza e higiene eram orgânicos, para não contaminar o lençol freático, pois a água consumida era dali mesmo, sem tratamento, então contaminá-la seria contaminar a si mesma.

Seguia conhecendo pessoas diversas, com histórias de vida riquíssimas. Foi quando conheceu Céu, uma mulher negra, engenheira, que morava na vila há cerca de oito anos. Como todos ali, tinha decidido mudar de vida e, após sua volta ao mundo, parou na Bahia. Céu a convidou para, num fim de semana de maio, ir caminhando até a cidade mais próxima. Para isso, atravessariam o rio que cortava a vila até chegar à beira-mar, onde caminhariam por sete quilômetros.

Checaram a maré e o melhor horário para a caminhada. O dia estava ensolarado. Era um sábado. Desde sua chegada à vila, há cerca de sete semanas, Isabel não mais havia saído dali. Céu tinha comentado sobre a possibilidade de assistirem a uma gira[14] de Candomblé na cidade que visitariam no fim de semana. Isabel, curiosa com aquelas tradições e com sua fé distribuída entre as diversas religiões, mas sem apego a nenhuma delas, sentiu enorme interesse em se fazer presente naquele evento, com o qual nunca tivera contato antes.

Saíram da vila em torno do meio-dia. Atravessaram o rio suspendendo a mochila na cabeça para não a molhar, pois a água do rio chegava ao peito, e caminharam pela beira-mar até chegar à cidade, quando foi necessário atravessar outro rio. Chamaram um barqueiro e atravessaram até a orla da cidade de Itacaré.

Na chegada à cidade, sentiu a mesma sensação de descompressão que havia sentido ao chegar a Ilhéus, na sua mudança para a Bahia, no início do mês de abril. Observou aquela sensação e respirou nela. Almoçaram e se organizaram para assistir à gira, que começaria às quatro e meia. Compraram materiais que pudessem ajudar o centro onde seria o ritual, em forma de troca, já que não cobravam pelos encontros. Vestiram roupa clara e se dirigiram ao lugar, uma

---

14 Gira: ritual coletivo em que os participantes se reúnem em um espaço sagrado, geralmente chamado de terreiro, ou centro, para se conectarem com os espíritos e entidades espirituais.

casinha simples, de entrada estreita, dentro da cidade, num bairro periférico. Ali era o terreiro. Os primeiros quinze assistentes teriam a oportunidade de se consultar com os médiuns que trabalhariam no ritual. Era gira de Marinheiros.[15]

Junto a outros assistentes, as duas mulheres aguardaram na varanda da casinha enquanto a gira não começava. Quando o fim da tarde se aproximou, as velas foram acesas e, aos poucos, os médiuns, vestidos num branco límpido, cabeças cobertas, tomaram conta da pequena sala entoando cânticos com letras que se dirigiam aos povos das águas. Os atabaques começaram a soar. As entidades foram baixando, e uma tremenda energia tomou conta do espaço.

Era a primeira vez que Isabel tinha contato com o Candomblé. Apesar de bem universalista, pouco conhecia daquela tradição. Entretanto, foi até ali aberta e com o mínimo de preconceitos. Tinha certeza que não era nada do que grande parte da sociedade pensa que é, por puro desconhecimento. As primeiras quinze pessoas que chegaram ao ritual começaram a ser chamadas para a consulta com as entidades. Isabel entrou na salinha e sentou em frente ao Marinheiro que estava ali junto a uma mulher jovem, que era a dirigente da casa.

A entidade, com voz muito diferente da pessoa que recebia aquele espírito, acolheu Isabel já falando sobre

---

15 Marinheiros: entidades que trazem mensagem de esperança e força, dizendo que é possível seguir em direção ao desconhecido quando há fé, confiança e trabalho em grupo.

o seu coração. Mencionou que ela era uma pessoa de coração muito bom, e que nem teria que falar do que ela precisava naquele momento: não ser tão "besta", não deixar as pessoas que a rodeavam se aproveitarem dela e de sua bondade, muitas vezes não oferecendo gratidão. A entidade a aconselhou a ser um pouco mais astuta nas suas ações e lembrou que cada um tem sua missão.

Era, decerto, o início de uma grande consulta. Ela já tinha percebido, nessa sua viagem interior de autodescoberta, que, sim, precisava equilibrar o dar e o receber. Muitas vezes, ajudava de maneira desequilibrada e então gerava desequilíbrio dentro de suas várias relações — laborais e pessoais.

Ela seguiu perguntando à entidade o porquê de ter ido morar na Bahia. O Marinheiro perguntou se ela de fato tinha dúvida. Isabel respondeu que suspeitava do porquê, mas gostaria de escutá-lo. Então ele disse: "na Bahia de Itacaré, ainda por cima. Não é qualquer parte da Bahia". Perguntou se ela conhecia a história daquela cidade e comentou que ali tinham aportado muitos navios negreiros, gerando muito sofrimento.

Novamente perguntou se ela tinha dúvida do que tinha ido realizar ali. Se ela ainda tinha, ele ia dizer:

— Trabalhar! A senhora veio trabalhar. Tem muita gente precisando. Se é essa a sua dúvida, ao sair daqui, liberte-a. A senhora veio trabalhar. Agora, vigiando quem chega até você. Precisa saber dizer até onde pode ir. Mas se a pessoa trouxer gratidão, a senhora vai dizer que pode até aqui, ali e muito mais. Sabe por quê?

Porque o primeiro recado que foi trazido aqui nesta consulta é que precisamos ser gratos. Saber que, sempre que acendemos a luz do outro, acendemos a nossa luz, mas que precisamos saber até onde ir.

Isabel então perguntou como aprender a fazer isso de forma equilibrada. A entidade respondeu que ela precisava buscar um lugar para se cuidar. Esse lugar podia ser aquele com o qual ela mais se identificasse e onde se sentisse melhor. Aquilo condizia muito com o que praticava em sua vida: o universalismo dentro dos conhecimentos religiosos, espirituais.

A entidade seguiu:

— Pode ser com o homem da batina, pode ser com o homem da pemba... Eu não tenho dúvida do lugar da senhora, mas, como diz o homem lá de cima, a senhora tem, como é mesmo... livre-arbítrio, não é isso? A senhora já encontrou o seu lugar? Comece a analisar qual é o seu lugar, onde sente o seu coração bater mais forte. Onde a senhora sente que faz sentido. Olhe, não fique na superfície, não. Mergulhe. A senhora só molha o pé, e na hora que a água começa a bater no joelho a senhora se bica. Onde seu coração bate mais e mais forte? A senhora conhece a sua ancestralidade? Procure dar sentido para isso, entendeu? A senhora sabe avaliar o amor do seu pai e da sua mãe? Não estou falando de quem te gerou, estou falando de quem caminha com a senhora em todo lugar que a senhora está. Busque com profundeza. Comece a limpar o seu ori. Comece pela cabeça e depois os pés. A senhora já conhece de ancestralidade, agora resta chegar ao seu entendimento próprio. Quando chegar a este entendimento, o coração abre de uma maneira e pá! A senhora vai falar: "já sei". Procure quem lhe cuide, certo?

Saiu da gira pensativa. Não entendia por que a entidade tinha falado da cidade de Itacaré, afinal não morava naquele lugar. Por outro lado, tinha escutado muitas verdades nas palavras daquele Marinheiro. Naquela noite, dormiu na cidade. No dia seguinte, no meio da tarde, voltou à vila onde estava morando. A saída para uma cidade, ainda que pequena, depois de semanas vivendo na vila, tinha sido intensa. Chegou em casa, descansou e, às seis da tarde, como de costume, sentou em frente ao seu altar para meditar. De tempos em tempos, as palavras que recebeu no dia anterior voltavam à sua mente.

Antes de dormir, decidiu escrever um texto para a Cabocla Moema, que a tinha guiado até ali. O texto terminava assim:

Era 12 de abril de 2023, e a chegada à sua terra me fez mais uma vez confirmar que você me guia. Você está aqui, ao meu lado, na dor e na alegria, me sustentando em seus braços, me limpando com seu sopro, me abanando com sua pena, feliz quando eu consagro o tabaco sagrado em seu nome ou quando toco o maracá e chamo por sua luz. Meu coração te honra, te sente, te é grato — principalmente por não desistir de mim. A caminhada na mata não está fácil, mas sua sabedoria me conduz. Mantenho sua pena, seu maracá e seu tabaco firmados para a luz!

Na vila onde Isabel estava morando, a energia, por ser solar, era apagada durante a noite. Ao terminar de escrever o texto e revisitar as fotografias em que aparecia com o cachimbo através do qual consagrava o tabaco em seus rezos, a bateria do seu celular acabou e não pôde mais recarregá-lo. Era em torno das onze da noite quando pegou a sua lanterna e deixou na mesa de cabeceira, para o caso de precisar dela durante a noite. Arrumou o mosquiteiro que ficava acima da cama, deixou os janelões de vidro entreabertos, fechou as cortinas e se preparou para dormir.

Merecia dormir uma noite dos justos. Aquele tinha sido um final de semana intenso.

8.
QUE TIPO DE COBRA ERA? ERA COBRA DESATA-NÓS

Voltando de Itacaré, antes de adormecer, além de escrever o texto para Moema, Isabel levou o computador para dentro do mosquiteiro e visitou sites com possibilidades de hospedagem naquela cidade. Apesar de ter planejado permanecer na vila até meados de novembro, sentiu curiosidade de como seria viver naquela cidade. Depois de receber a mensagem do Marinheiro, investigava como poderia ser morar lá. Contudo, aquela ainda era uma possibilidade remota.

De madrugada, por volta de uma da manhã, despertou com uma forte energia invadindo o seu quarto, vinda da janela lateral, atravessando a parte de cima da cortina. Despertou muito assustada, coração acelerado, perguntando quem era.

Pensou ser muita gente chegando. Ao abrir os olhos, gritando, perguntou quem era. Sem resposta de voz humana, escutou um ruído, como se fosse o piado de uma ave, e um barulho de queda. Algo caía. Lembrou que estava sem celular, mas que havia deixado a lanterna na mesa de cabeceira.

Abriu o mosquiteiro, pegou a lanterna e iluminou o lugar de onde vinha o ruído para identificar o que era. Na parte da frente do altar, onde estavam algumas penas e um quartzo rosa, havia uma cobra de cor negra e tamanho mediano, com o corpo enrolado e a cabeça para cima, se movendo.

Ao ver aquilo, imediatamente escutou a mensagem: "Você quis impedir de todas as formas a minha chegada, mas eu cheguei, agora você pode sair". Assustada com tamanha energia, e com o corpo trêmulo, Isabel desmoronou num pranto que era uma mistura de susto, medo e gratidão. Era a confirmação materializada. Mas o sentimento que predominava era o medo. Nenhuma das suas vivências até aquele momento chegava ao tamanho daquilo que estava sentindo. Foi bonito e desesperador. Forte e chocante.

Começou a gritar desesperadamente, chamando os companheiros de casa. Chamava pelos nomes e dizia: "Tem uma cobra no meu quarto". Foram vinte minutos tentando fazer com que alguém a escutasse, até que não aguentou mais gritar. Permaneceu chorando e respirando, imóvel, com o pensamento fixo de que aquilo ia passar.

Perdeu a noção do tempo. Alternava entre contar os minutos para ver os primeiros raios de sol, chorar e respirar pedindo calma a ela mesma. Os raios de sol não chegavam. A noite — ou madrugada — ainda se fazia escura. Ela tentava se manter no presente, pensando que nada aconteceria, pois estava protegida fisicamente pelo mosquiteiro e pelo cobertor.

Em algum momento das longas horas em que estava naquela situação, começou a sentir um cheiro de alfazema que remetia à alfazema usada pelo Marinheiro com que se consultara. Lembrou mais uma vez da sua mensagem. Lembrou do texto para a Cabocla Moema. Lembrou ainda que estava sentindo que não era ali, naquela vila, o lugar da Bahia em que deveria morar. E lembrou que, sim, tinha voltado ao Brasil para se colocar a serviço: a serviço da vida e da espiritualidade.

Horas se passaram. Era impossível dormir com uma serpente dentro do mesmo ambiente. Continuava alternando entre choro e respiros conscientes, até que escutou novos ruídos, como se a cobra estivesse se movendo. Já com mais fôlego, começou de novo a gritar pedindo ajuda. Depois de uns dez minutos gritando, alguém respondeu que estava descendo para ajudar. Ela ainda estava dentro do mosquiteiro, em cima da cama, quando chegaram Lella e Hebert.

Entraram pelos janelões, pois a porta do quarto estava fechada por dentro. Ao entrar, Hebert perguntou onde Isabel achava que a cobra estava. Ela então respondeu que parecia estar no armário do lado direito da cama, pois tinha escutado o ruído dela saindo do altar em direção àquela estante. Hebert iluminou o ambiente e logo encontrou a cobra. Ela estava enrolada na foto da família materna de Isabel, no porta-retrato sobre a prateleira superior da estante, junto a um cocar, a um *kenê*[16] em forma de colar e com olhos de jiboia (colar que Isabel tinha trazido da aldeia amazonense), a um tambor xamânico, a um djembê e a algumas ervas para rituais. Era outro ponto energético que a cobra tinha visitado. Foi mais um altar limpo por ela.

Hebert, ao vê-la enrolada na foto, logo disse: "Olha onde ela está! Na foto da sua família! Você sabe que cobra é cura, não é? Cobra é bênção. Olha que bênção! Ela veio trazer cura para você e para a sua família".

Isabel tinha consciência daquilo tudo. Sabia exatamente o significado de uma cobra, da mudança de pele, do renascimento, das bênçãos daquela visita, mas a energia daquela experiência foi muito forte e só a fazia chorar. Seu corpo tinha sentido uma grande descarga de cortisol, hormônio do estresse, e ela estava trêmula. Hebert tirou a cobra do quarto e a devolveu à mata. Isabel se lembrou então de quando o Marinheiro perguntou: "A senhora conhece a sua ancestralidade?". Parecia ser um pedido de resgate para trabalhar algo que vinha dentro daquela linhagem, representada pela foto da sua família.

Lella trouxe água e acolheu Isabel por alguns minutos até que ela se acalmasse. Isabel perguntou que horas

---

16 *Kenê*: grafismos de arte indígena com desenhos lineares feitos de miçangas coloridas ou apresentados em pinturas sobre o corpo.

eram. Responderam que eram quatro e vinte e cinco da manhã. Apesar de ter perdido a noção do tempo naquela noite, Isabel estimava que tinha passado cerca de três horas vivendo aquela experiência. Até então, aquela tinha sido a comunicação mais potente de sua vida.

O casal voltou para o quarto deles. Isabel ficou esperando o dia amanhecer. Não entendia como, numa vila onde tudo se escuta, não foi escutada na primeira vez que clamava por ajuda. Mas as coisas são como são. Aquilo tinha sido um presente da espiritualidade, e ela precisava estar, durante aquele tempo, em contato com aquela visita, embora sob um medo extremo. Não parava de chorar. Quando os primeiros raios do sol iluminaram a vila, foi pedir ajuda a Céu, com quem havia ido à cidade de Itacaré no sábado. Chegou à casa da amiga perto das dez para as seis da manhã, aos prantos, ainda muito impactada. Não tinha como enviar mensagem antes, pois seu celular continuava sem bateria, por isso decidiu ir sem avisar. Ainda precisava de amparo, precisava de ajuda.

Céu, assustada por despertar com alguém chamando e chorando, recebeu Isabel e a acolheu. Escutou o que tinha acontecido. Neste momento, passava pela vizinhança o senhor Leal, de seus 73 anos, colombiano, também morador da vila. Leal costumava acordar cedo e, ao atravessar as redondezas, parava ali na varanda da casa de ela. Enquanto fazia um chá para oferecer a Isabel, Céu também cozinhou umas ervas para um escalda--pés. Leal então lavou e massageou os pés de Isabel.

Foi um suspiro para o seu corpo, ainda estressado, e também para a sua alma. Sentia, aos poucos, que aquele mar de informações se acalmava.

Mais calma e com o dia já de pé, voltou para casa. Precisava saber como reerguer e reativar o altar que estava todo serpenteado. Via pedras espalhadas, santos derrubados, cachimbo, penas para todo canto. Pediu ajuda a um grupo de mulheres que frequentava, e uma delas foi ajudá-la na missão de reerguer o altar. Sugeriu limpar tudo e reorganizá-lo. Isabel ficou naquela missão. Aquela *hermana* olhou para o cajado, no canto do quarto, e viu uma serpente cravada com pedras. Então mencionou: "Você já dorme com ela todas as noites". Era verdade, a serpente já a acompanhava há algum tempo. Além do cajado, tinha o *kenê* com olhos de jiboia, recebido na Selva Amazônica, e ambos eram instrumentos de poder e proteção.

Naquela mesma manhã, havia encontro do grupo de mulheres que se reuniam para cantar e rezar. Ainda assustada, Isabel compareceu. Apesar de cansada, conseguiu liberar bastante energia naquela atividade em que algumas mulheres mexiam na terra, enquanto outras cantavam. Ao limpar o altar, antes de sair para encontrar o grupo, percebeu que ainda guardava o seu antigo cachimbo, que a tinha acompanhado durante o último ano no Chile. Então, naquela atividade, ofertou aquele instrumento. Devolveu a madeira de jurema à terra, de onde ela veio, e, junto àquele rezo, se despediu do velho e se abriu ao novo.

Depois da atividade do grupo de mulheres, voltou para casa. Iniciou as buscas por uma morada em Itacaré. Sentia que precisava sair da vila o quanto antes, afinal tinha sido intimada. Pediu ajuda à sua terapeuta daquele momento, que vivia naquela cidade. Recebendo alguns contatos, reservou um lugar, inicialmente para um mês, e começou a organizar a mudança.

Hebert e Lella, o casal com quem Isabel compartilhava a casa, se aproximou para conversar e verificar como ela se sentia. Não entendiam como aquele animal tinha chegado ali e daquela forma. Não entendiam como tinha conseguido subir na parede, chegar à janela e, além de tudo, subir pela superfície da estante, que era lisa. Ela tinha buscado a casa que mais se assemelhasse à estrutura de cidade, justamente para ir se adaptando aos poucos àquele novo estilo de vida. Foi em vão.

Foi aí que atestou mais uma vez: sim, quando uma mensagem precisa ser entregue por uma energia superior, esta mensagem fará um caminho para chegar. E foi isso que aquela mensagem, literalmente, trazia. Apesar de se sentir mais integrada com a natureza, ela ainda tentava evitar de todas as formas o que mais temia na vila: o contato com animais daquele tipo. Porém, o Universo deu seu jeito. A espiritualidade trabalhou, e trabalhou a seu favor, como sempre acontece quando estamos abertos a receber, livres de apegos.

Aquela cobra veio e desatou nós. Eram os nós que Isabel não conseguia desatar sozinha. Desatou nós num caminho que precisava ser trilhado e que já não era ali na ecovila. Desatou nós dentro de sua ancestralidade. E desatou nós dentro dela mesma. Era uma nova fase, e o que deveriam ser sete meses foram sete semanas vivendo naquela vila. Era, mais uma vez, a vida solta no fluxo da impermanência — a única coisa permanente nesta vida.

Na manhã do dia seguinte se despediu de algumas pessoas para partir em direção a Itacaré. Desta vez, escutava não somente o seu coração, mas a voz de sua guia materializada num animal de poder. Olhou para o cajado, firmou aquela força na terra e partiu confiante, embora impactada. A energia daquela experiência estaria ali por muito tempo. Também, pudera: aquela não tinha sido uma visita comum, num horário regular, entregando uma mensagem qualquer.

No livro bíblico de Êxodo, o Senhor pergunta a Moisés: "O que é isso em sua mão?". "Uma vara", responde Moisés. E diz o Senhor: "Jogue-a ao chão". Moisés joga, e ela se transforma numa serpente. Moisés foge dela, mas o Senhor lhe diz: "Estenda a mão e pegue-a pela cauda". Moisés estende a mão, pega a serpente e ela se transforma numa vara em sua mão.

Moisés inicialmente sentiu medo de pegar aquela serpente pelo rabo, mas confiou nas promessas de Deus na sua vida. Logo, Deus cuidou dos perigos que aquele ato podia envolver. Assim como Moisés, era hora de Isabel seguir firme, confiante, abrindo caminhos, iluminando a noite escura da alma, atravessando sombras, em direção à luz.

Era terça-feira e se lembrou que, no domingo, tinha pedido ajuda à sua guia nessa travessia dentro da mata e de si mesma. E à guia prontamente se apresentou, naquela madrugada. Isabel não podia deixar de aceitar aquela ajuda. Ela mesma havia solicitado. Precisava agir com autorresponsabilidade. E prometera a si mesma calar a sua mente controladora.

Assim, revirada pelo avesso, partiu. Mais uma vez.

9. O CHAMADO DO TAMBOR

A chegada a Itacaré foi um tanto quanto inusitada. Com a urgência de sair da vila, Isabel alugou um flat por um mês, à beira-mar, num local predominantemente turístico da cidade. Arrumou o seu novo lar e, novamente, sentiu a descompressão que havia sentido em outros momentos. Na sua chegada para morar na Bahia e em outra visita a Itacaré, aquela sensação chamou a sua atenção. Porém, além da descompressão, se via um pouco perdida, como se estivesse sem saber os próximos passos. Ora, também, pudera! Sua programação tinha sido atravessada por acontecimentos não planejados, que desviaram o caminho até aquele lugar. Estava entregue ao fluxo da vida.

No dia da chegada àquela cidade, armou o seu altar, posicionou seus instrumentos, o seu cajado, e pediu licença aos guardiões do lugar. Orou e pediu novamente guiança e força para seguir aquele caminho. Perto das dez da noite, quando se preparava para dormir, o altar caiu. Desmoronou. Ela, impressionada com aquilo, rezou mais uma vez e informou que estava a serviço da vida e da espiritualidade, e que não ia desistir. Pediu paciência e amorosidade naquele processo, que, afinal, já estava bem intenso.

Isabel teve duas sessões de terapia naquela semana. Todo aquele cenário ainda a impactava enormemente. Todas as vezes que tentava meditar, por cerca de dez dias após a mensagem para deixar a vila, não conseguia seguir com a meditação. Se conectava novamente com toda a energia que sentiu naquela madrugada e entrava num profundo pranto. Ela sentia como se a sua mente não acompanhasse tudo aquilo que estava acontecendo. Por sorte, tinha voltado para o acompanhamento terapêutico havia um mês. E sua terapeuta, residente daquela mesma cidade, lhe atendeu presencialmente naqueles dias, o que ajudou Isabel a ir atravessando aquele forte momento de sua vida.

Nos primeiros dias na nova cidade, sentia muita necessidade de tocar o seu djembê. E assim o fez, por algumas horas, naquela primeira semana. Tocava e cantava sozinha, no seu flat, e também nas areias da praia que cruzavam a rua da sua nova moradia. Numa quinta-feira, início de noite, dois dias após sua chegada ali, ao tocar aquele instrumento, a vizinha que se alojava no *flat* ao lado se aproximou de sua porta.

Era uma jovem perto dos trinta anos, paulistana, que estava em teletrabalho e por isso tinha buscado uma praia no Nordeste para passar uns meses. A mulher se apresentou e comentou que também tocava djembê.

Conversaram e Isabel compartilhou como havia chegado ali e o porquê de ter saído da ecovila.

Passaram um tempo naquela conversa e, ao se despedir, aquela moça, chamada Nena, comentou que iria a um samba. Aquele samba acontecia todas as quintas-feiras, ali perto de onde viviam. Perguntou se Isabel gostaria de se juntar a ela. Isabel disse que sim, que iria conhecer o samba com Nena. E foram.

Ao chegar ao lugar do samba, Nena apresentou Isabel a uma de suas amigas, Ana, uma mulher de meia-idade que morava em Itacaré há três anos. Isabel perguntou se Ana conhecia algum centro de Umbanda que pudesse recomendar ali na cidade. Ana respondeu que pessoalmente não conhecia, mas que sabia de alguém que podia recomendar melhor, e deu um contato de uma mulher chamada Sônia.

Cinco minutos depois daquela conversa, a própria Sônia cruzou a orla onde estavam. Ana então a apresentou a Isabel. Sônia pediu que Isabel entrasse em contato com ela no dia seguinte. E, no dia seguinte, cedo, ela assim o fez. Pedia um horário na agenda daquela mulher, uma jovem de cerca de seus 25 anos. Depois de enviar aquela mensagem, Isabel saiu para um café e aproveitou para trabalhar um pouco. Estava conhecendo, aos poucos, aquele lugar, e como seria viver numa cidade novamente.

Pediu um café, abriu o computador e começou a trabalhar. Minutos depois de chegar à cafeteria, Sônia apareceu. Sequer havia tido tempo para responder à mensagem de Isabel. Se cumprimentaram e Sônia comentou que iria a uma reunião e logo depois responderia à mensagem. Isabel continuou trabalhando por cerca de duas horas e depois seguiu o caminho de volta para casa. Na metade do caminho, uma voz soprou no seu ouvido: "Volte para a cafeteria e permaneça lá por mais um tempo".

Voltou ao lugar, ligou o computador novamente e, cerca de dez minutos depois, novamente Sônia cruzou a sua frente. Parece que a resposta àquela mensagem teria que ser dada presencialmente. Sentaram juntas e conversaram. Isabel contou toda a sua trajetória até aquele momento. Detalhou como havia chegado à Bahia, na vila, e, por último, em Itacaré. Perguntou se Sônia podia ajudar recomendando um lugar onde pudesse desenvolver a sua mediunidade. Sônia comentou que o santuário de Umbanda em que se desenvolvia era guiado pela sua avó paterna, uma senhora de 73 anos. O lugar ficava na zona rural da cidade, a cerca de 25 quilômetros de onde estavam.

Sônia atendeu ao pedido e disse que conversaria com a avó para verificar se podiam visitá-la. Isabel tinha urgência em saber como seguir com todas aquelas informações que recebera. A dona Zazá, avó de Sônia e dirigente do santuário, confirmou que poderia receber as duas no dia seguinte. Assim, seguiram juntas em direção à casa da avó Zazá.

O caminho até a casa de dona Zazá era repleto de muito verde, atravessando a Costa do Cacau. Um caminho cercado pela Mata Atlântica e por cachoeiras, com povoados minúsculos de entremeio. A casa ficava dentro de um sítio, onde a vovó vivia com o seu companheiro, um senhor de cerca de oitenta anos. Ao lado da casa, havia o santuário, que era como a dona Zazá se referia àquela igrejinha.

Ao adentrar o sítio, cruzando aquela porteira em direção à casa, Isabel sentiu uma sensação familiar, como se já conhecesse aquele espaço. Casa simples de zona rural, mas abundante como casa de vó, com detalhes de um verde envelhecido nas portas e janelas, cercada por verdes de vários tons da mata e por cacaueiros. Foi muito bem recebida. Tomaram um café e almoçaram, as três juntas. Conversaram sobre coisas aleatórias e, depois do almoço, a vó Zazá convidou Isabel para uma conversa dentro do santuário.

Ao sentarem, perguntou o motivo de Isabel ter buscado aquele lugar. Ela então contou toda a sua trajetória desde o processo depressivo, iniciado há cerca de dois anos, até as mensagens recebidas e o acontecimento mais forte até ali, a visita da cobra ao seu altar. Uma semana tinha se passado desde aquele episódio. Ela ainda estava muito emotiva e impactada. Durante aquela conversa, seu pranto caiu livre.

A vovó Zazá escutou Isabel atentamente e comentou que muitas eram as pessoas que chegavam para pedir ajuda, com problemas de saúde por causas espirituais. Zazá tinha uma visão integral das coisas. Sabia que os corpos — o corpo mental, o espiritual e o físico —

estavam interligados. Acalmou Isabel e afirmou categoricamente que ela tinha sido encaminhada para aquela casa. Disse ainda que ali era casa de Caboclo. Era casa de Caboclo Tupinambá.

Perguntou se Isabel queria se desenvolver ali. Ela respondeu que sim, que precisava. Os sinais eram muitos, e ela sentia que precisava dar ouvidos àquele chamado. Então a vovó seguiu com recomendações de banhos de ervas para Isabel fazer em casa e de outros cuidados durante alguns dias. Conversaram ainda sobre como os encontros funcionavam naquela casa. Eles eram realizados uma vez por mês, durante um fim de semana. Disse para Isabel ter paciência, que tudo iria se organizar.

Junto com Sônia, Isabel deixou a casa da vovó Zazá. Voltaram para a cidade. Ela estava decidida a seguir as recomendações daquela senhora.

Na Bíblia Sagrada, Isabel é mencionada como mulher de fé, obediente a Deus. Embora muito afastadas no tempo, a figura bíblica coincidia com a protagonista deste enredo. Ela, que soltou toda uma vida construída e idealizada para seguir a voz do coração. A mulher que estava se desfazendo de crenças para atender aos chamados que recebera até aquele momento, apesar de sua mente não compreendê-los instantaneamente. Ela, que estava em processo de desconstrução para então se reconstruir, que estava em trajeto de esvaziamento para então preencher — e só assim transbordar.

E seguiu estudando aqueles ensinamentos, mas de uma maneira muito ampliada. Considerava toda a sua trajetória até ali e se abria para o novo, afinal, para aprender, precisava abandonar crenças. Entendia que, muitas vezes, para aprender era necessário desaprender algo.

Na Umbanda, cujos princípios são amor, caridade e luz, teve seu encontro íntimo com Moema, a sua guia, quatro meses depois daquela primeira visita à casa da vovó Zazá. A Cabocla Moema, aquela que adoça, era também aquela que sempre esteve ali, guardando, orientando e, de fato, guiando os caminhos de Isabel.

Desde aquele primeiro encontro, muitas incertezas foram sanadas. E tantas outras surgiram. Nos vários momentos vividos com Moema, Isabel se sentia abençoada por ter dito sim ao chamado daquele encontro e pelo compromisso que havia feito em certo momento de sua vida: trabalhar para a luz, a serviço da vida, dela e dos demais que a ela chegassem.

Ela, que sempre respeitou todas as religiões, mergulhava em mais uma camada do respeito, pois se encontrava num lugar em que jamais se imaginou. Voltava de fato às suas origens, para uma mistura de cosmogênese negra e indígena, banhada por ensinamentos cristãos. E assim conseguia entender que cada ser atravessa lugares e situações que fazem sentido em determinado momento de sua trajetória, porque, afinal, todos estão na mesma: tentando ser feliz e buscando sentido para o mistério da vida.

Não há certo, não há errado. O importante neste caminho é estar em contato com o que desperta cada vez mais nosso processo de evolução na Terra, dando acesso a poderes que estavam latentes, de maneira que cada um possa contribuir para o benefício do todo.

Nesta cadência, ela seguiu seus dias confiante em seu autodesenvolvimento, firme na fé, e descobrindo, a cada minuto, que não há nada exterior que não seja reflexo do interior. Ela entendia que era necessário continuar o mergulho que tinha iniciado para dentro de si. Só assim chegaria a hora de sair e compartilhar o que havia aprendido.

Seu corpo vibrava e sua alma sentia cada abraço que recebia de Moema. Entretanto, estava atenta e percebia que muitas vezes se retraía demasiadamente em seu interior, e que precisava se manter vigiando e orando, a fim de conseguir, sabiamente, sair do casulo.

E, aos poucos, o seu casulo foi quebrando. Devagar, a sua caverna foi se iluminando. Era hora de partir mais uma vez.

Dessa vez, de volta ao mundo exterior.

10.
A SAÍDA DA CAVERNA

Cerca de três anos e meio depois de iniciar o processo de expansão de consciência que atravessava em sua vida, Isabel começou a identificar que o seu corpo solicitava novas experiências, novas relações, além de um novo olhar dentro das relações que já existiam. E, para isso, era necessário sair daquele casulo dentro do qual estava imersa.

A vida em si foi apresentando oportunidades para que Isabel pudesse experimentar a ela mesma dentro de várias situações e relações, fossem elas antigas ou novas. E assim ela foi seguindo nesta auto-observação. Muito ainda não entendia. Porém, já tinha consciência de que a mente realmente não entenderia tudo. Muitos questionamentos já não pairavam na sua mente. Entretanto, como todo processo é cíclico, alguns outros ainda retornavam. O mais importante disso tudo, na história desta mulher, foi estar atenta ao que se repetia em sua biografia e, sobretudo, retirar-se do papel de vítima em que se colocava em determinadas ocasiões.

Nesta trajetória de saída do seu casulo interior, percebeu que vivenciava o seu próprio mito da caverna. Contido em *A República* de Platão, este talvez seja um dos mais conhecidos mitos que tratam de formas de governo. Chegando ao fim dos quatro anos de seu mergulho interior, Isabel se recordou desse mito e do quanto era importante sair da sua caverna, ainda que isso fosse bem desafiador depois de um processo delicado e constante de autodesenvolvimento.

Na versão de Isabel do mito da caverna, não havia formas de governo a serem demonstradas. Havia, sim, a sua forma de governar a si mesma; a sua maneira de se relacionar consigo e com o mundo, fora de um ninho criado por ela para não ver a luz. Havia uma resistência de sair da escuridão. Havia autoproteção em demasia.

Isabel se questionava: do que aquela caverna interior a estava protegendo? Ao mesmo tempo que protegia, a caverna impedia de acessar a luz exterior, afinal, há luz em vários lugares. E ela já estava ciente de que o exterior era extensão do interior. Já sabia identificar seus limites. Ou, pelo menos, na teoria. Agora era necessário praticar. Então, permanecer na caverna de si seria proteção ou sabotagem?

Aos poucos o seu casulo estava sendo quebrado. Isabel se percebia no mundo — acadêmico, profissional e pessoal — de outra maneira. Uma outra mulher era notada. Atentamente, percebia quem era, nas ruas cheias de ruídos, nas distrações e poluições de todos os tipos. A saída da caverna lhe permitia olhar para trás e perceber o quanto já tinha caminhado para viver nesse mundão — interior e exterior — com mais compaixão, com mais leveza, com menos medo e com mais sabedoria.

Sair da caverna fez Isabel perceber que não há motivos para resistir quando a própria vida é ofertada ao fluxo divino. Não há oferenda maior do que essa e, por isso, não há porque ficar observando as sombras de dentro da caverna. Viver assim era apenas projetar monstros de dentro para fora daquele ninho, além de alimentar "pré-conceitos".

Aos poucos, foi retornando às redes que pensava já não estarem ali. Percebeu que, sim, elas permaneciam. Entretanto, a maneira como ela podia e conseguia se relacionar era diferente. E foi aceitando que, de fato, ela era uma nova pessoa. Portanto, isso requisitava novas maneiras de se relacionar, de se colocar e de se expressar.

Devagar e em seu ritmo, estava aprendendo a se comunicar melhor, a colocar limites, a pedir ajuda e a partir, sempre que necessário. E partir não somente de lugares físicos, mas também de situações. Soltar. Estava em um belo, potente e significativo exercício constante de soltura.

Observava o medo presente em alguns momentos, mas ele já não a dominava ao ponto de paralisá-la. Quando o processo de despertar vem acompanhado de enfermidades, como a depressão ou a síndrome de *burnout*, ou até mesmo quando se identificam padrões excessivos de desequilíbrio no dar e receber, é comum que as pessoas permaneçam mais cuidadosas para não repetirem os mesmos caminhos. Desta forma, a permanência no casulo ou na caverna de si parece ser mais demorada.

Dito isso, é importante saber que a trajetória evolutiva não é retilínea. Ela funciona numa espiral. Cada ponto dessa espiral pode ser visitado infinitas vezes. Isso quer dizer que pode haver uma porcentagem de repetição. Não obstante, como já houve uma mudança em algum grau, aquela experiência já não será exatamente a mesma. Os graus serão diferentes e sempre se pode aprender. Além disso, o ser em expansão já não é mais o mesmo. Então, é natural que atravesse os desafios ou situações de maneira diferente também. Portanto, permanecer eternamente no casulo parece não ser a melhor saída, afinal, a vida acontece nas relações — individuais e coletivas.

É normal que se mantenha uma autoproteção, mas é preciso cautela para que ela não se torne um processo de autoboicote. Caminhar o caminho do meio, em equilíbrio, evitando os extremos. Assim, permanecer vigiando a si mesma parecia ser a maneira mais valiosa que Isabel encontrou para seguir o seu caminho do despertar. Então, mantinha-se nessa investigação, no eterno "vigiai e orai". Vigiava primeiro e logo orava.

O processo de despertar é solitário, confuso e, por momentos, desafiador. A mente, presa ao ego, não acompanha a expansão que o espírito atravessa. Nesse ínterim, o corpo, morada do espírito, também exige mudanças. É necessário que as transformações se alinhem ao que o espírito está vivenciando. E, mais uma vez, o tempo e a paciência funcionam como aliados.

É como se esse fosse um processo de desorganização em que os vários corpos — físico, mental, emocional, energético e espiritual — não estivessem se compreendendo. De fato, há uma desorganização entre eles para uma posterior reorganização. Entretanto, partindo da premissa de que cada ser é único, esse alinhamento entre os corpos e o processamento interno de novos modos de ser (de existir e de se expressar) no mundo é muito individual e particular.

O mergulho interno realizado durante esse processo exige amorosidade consigo, disciplina e, principalmente, autocompaixão. É preciso coragem para abandonar aquilo que o ego insiste em não entender. E quem inicialmente desperta é o corpo espiritual, solicitando a sequência dos demais corpos. Neste trajeto, o corpo físico pode se debater; o mental, trincar; o energético, sucumbir; o emocional, duvidar da vida. Porém, o espiritual se expande até que todos eles conversem em sincronia. E aí é chegada a hora em que o processo caminha mais levemente, consciente e fluido.

Na peculiar história de Isabel, ela acessou muitas mensagens de diferentes linhas espirituais. Todavia, não há receitas, bulas, modelos de despertar. As pessoas não têm as mesmas sensações nem passam pelas mesmas experiências. Todo ser vivo está nutrido por um espírito, mas uma planta ou animal irracional, por exemplo, não possuem religiões. Eles simplesmente vivem cumprindo o que vieram realizar ao estarem vivos. E assim é — ou deveria ser — com o ser humano.

O despertar é quando a pura consciência acorda para cumprir a sua missão, livre de amarras. Não é um processo que tenha a ver com religião, até mesmo porque um ser espiritualizado não é sinônimo de um ser religioso-dogmático. Não tem nada a ver com isso. Poderia, sim, dizer que tem a ver com o real significado da palavra *religare*, que seria ligar você a você mesmo, ligar você a Deus e aos demais. Não tem a ver com dogmas.

O despertar de consciência é o processo que começa quando se identifica que existe algo além da matéria. Existe algo além de crescer, estudar, trabalhar, formar família, pagar contas e tirar férias. Existe algo além do que se está acostumado a ver com os olhos e tocar com as mãos. Existe muito além dos pensamentos criados e condicionados. Existem outros corpos, e todos eles requerem alimentação e cuidados, assim como o corpo físico. É quando se compreende, também, que esses corpos trabalham como uma engrenagem. Se em determinado momento um deles sofre interferência, essa engrenagem já não gira de maneira fluida, visto que todos os demais corpos sentem isso.

O despertar espiritual é como despertar pela manhã e perceber que a noite já passou. Nessa perspectiva, o que se enxergava durante a noite não é o mesmo que se enxerga com a luz do dia. Há mais clareza, há uma ampliação, há uma abrangência em cada fato que se vive.

Não há mais retorno ao que se visualizava antes, visto que todo o vivenciado antes fazia parte de uma ilusão. Era escuro.

Inicialmente, a luz que chega com o processo de despertar pode encandear a uma visão ainda limitada. Não obstante, é de suma importância compreender que ninguém consegue olhar para a luz do sol de maneira direta se não estiver bem equipado para isso. Desta maneira, ir olhando para essa luz pós-despertar num ritmo confortável, dentro do desconforto do processo, parece ser o caminho mais compassivo.

Ademais, buscar redes e grupos onde se possa "falar a mesma língua" é um bom adicional a esse trajeto, ainda que muitas vezes se deseje permanecer na caverna. Buscar redes, não no sentido de fuga, mas no sentido de compartilhar sentimentos e experiências. Até porque, ainda que neste caminho se encontrem pessoas passando pela mesma situação, a forma de sentir muitas vezes é diferente. Há semelhanças, porém, cada ser corporifica fatos de maneiras distintas, a depender da história de vida de cada um. Compartilhando, é possível crescer em conjunto e ampliar a visão. Esses encontros diminuem, em algum grau, a sensação de estar perdido e de solidão excessiva, sentimentos atravessados no início do percurso.

É possível despertar e se dar conta de que o desejo mais genuíno do seu coração é realizar algo nunca antes pensado ou sentido nesta vida. É possível, por exemplo, que alguém desperte e compreenda que nasceu para formar uma família e ser mãe ou pai, sem nunca antes ter cogitado essa ideia. É possível que alguém desperte e decida mudar o seu servir no mundo, mudar de profissão ou mudar a maneira como atua dentro da própria trajetória laboral.

Você pode despertar e perceber que o que faz sentido, a partir de então, é cuidar do meio ambiente, da natureza, do seu entorno. Você pode despertar e sentir um chamado para um trabalho espiritual. Você pode, ainda, despertar e continuar vivendo várias experiências que sempre viveu. Contudo, elas já não serão mais as mesmas, porque você já não é mais o mesmo, e sua maneira de se relacionar com você e com o mundo mudou.

Não há um só caminho para algo plural e grandioso como o processo de despertar de consciência. Afinal, os andarilhos deste caminho, assim como Isabel, são seres plurais, banhados por maneiras de viver diversas e com histórias divergentes.

Contudo, o que há de comum entre os caminhos é a compreensão de que o despertar é morrer e renascer dentro da mesma vida. É trocar os olhos da alma. É dizer sim à vida sabendo que isso implica algumas mortes.

E, parafraseando Adyashanti em seu livro *O despertar autêntico*, o despertar espiritual é um recordar do que somos, como se soubéssemos disso há muito tempo e simplesmente tivéssemos esquecido.

11.
QUEM É ISABEL?

A protagonista deste enredo é a quarta filha (de dois filhos vivos) de um casal de nordestinos de origem negra e indígena. Nascida na capital de São Paulo, onde seus pais se encontraram e começaram a partilhar as suas vidas, e crescida na capital do Rio Grande do Norte, onde sua mãe tem suas origens.

Com duas semanas de vida, fez sua primeira viagem, saindo de São Paulo, acompanhada pela mãe e o irmão mais velho, rumo a Natal, para se encontrar com a família materna. Era a primeira sobrinha mulher de três tios e três tias que ali moravam com os avós maternos de Isabel.

No fim do primeiro trimestre da vida de Isabel, sua mãe precisou retornar à capital de São Paulo para seguir com seus afazeres laborais. Neste cenário, aquela criança já era grande parte daquela família, que a recebera com os mimos dignos de primeira sobrinha e primeira neta.

Assim, entre seguir com Isabel de volta a São Paulo ou deixá-la sob os cuidados dos avós, tios e tias, a mãe escolheu deixá-la. A avó teve grande contribuição nesta decisão. Decerto, um contrato entre as três, mãe, filha e neta, estava firmado em algum lugar da história daquelas almas. A mãe sentia medo de deixar a criança em creches e com cuidadores ao voltar para a cidade grande. Assim tinha feito com o outro filho, que naquele momento tinha pouco mais que três anos de idade, mas receava fazer o mesmo com a menina.

Isabel cresceu sob cuidados da avó materna, mas teve muitas outras mães nas figuras de suas tias, e muitos pais, nas figuras de seus tios. Há relatos de que era a queridinha da casa. Foi "neném" por muito tempo. Aliás, essa era a maneira carinhosa com a qual a família materna e a vizinhança se dirigiam a ela: Neném.

Recebeu muito amor daquela família. Recebeu também valores e exemplos de uma avó, dona de casa, e de um avô, caminhoneiro. Seres de fé. Aquela senhora pariu nove filhos, cuidou dos sete que viveram e alguns netos. Ao sair do interior para a capital, recebeu alguns sobrinhos em sua casa para estudarem na cidade grande. Apoiava muita gente. Chegar na sua casa era ser bem recebido, seja com um prato de comida, seja com um café com queijo. Ele, o avô, era um homem trabalhador que vivia nas estradas da vida para ganhar o pão e trazê-lo para casa. De seus tios e tias, recebeu o melhor que puderam oferecer. Ela sabia e sentia isso.

Entretanto, ali estava o vazio, as dores da rejeição e do abandono paterno e materno, embora soubesse que seus pais sempre a ajudariam caso chamasse. Sua mente sabia que tinha sido deixada sob os cuidados da avó por uma boa intenção de sua mãe — como sempre lhe contaram. Porém, o seu corpo sentia as dores da quebra precoce daquele vínculo. Encontrava os pais uma vez por ano, e desde os sete anos de idade passou a fazer o trajeto Natal-São Paulo, ora acompanhada por uma de suas tias, ora sozinha. Sim, sua vida sempre foi uma viagem!

A ela não faltou alimento nem suporte aos estudos. Teve oportunidade de frequentar uma escola tradicional de Natal, estudar outros idiomas, conviver com pessoas de várias classes sociais, praticar esportes e se desenvolver bem. Foi uma criança com muitos sonhos, mas sempre se sentiu um ser diferente. Ora, ela era diferente mesmo!

Cada vez que contava a sua história e dizia onde estavam seus pais, escutava algo diferente. Desde pequena, com os recursos emocionais que tinha, teve que lidar com as opiniões sobre a decisão de sua mãe. Esta mulher foi muito julgada pelos olhos alheios e, por muito tempo, por sua filha. Havia um peso naquilo, e ambas carregavam esse peso, lidando com aquilo da maneira como podiam.

Sempre muito estudiosa, dedicada e inteligente, Isabel se destacava em tudo o que se propunha a realizar. É claro, precisava ser vista para preencher o vazio das feridas do abandono e da rejeição. Entretanto, aquilo não foi de todo ruim. Com sua dedicação, atravessou a adolescência e chegou à fase adulta, sempre muito disciplinada. Foi aprovada em seu primeiro vestibular numa universidade pública federal, para o curso que desejava fazer.

Durante o primeiro ano de curso, tinha o desejo de morar fora do Brasil para estudar inglês. Assim o fez. Com ajuda de uma das tias e da mãe, aos dezenove anos, deixou o Brasil pela primeira vez. Foi morar nos Estados Unidos. Ali, viveu com quatro famílias americanas, em estados diferentes da Costa Leste. Aquela foi uma das grandes experiências de sua vida.

Duas semanas depois de chegar aos Estados Unidos, recebeu a triste notícia do falecimento do avô, aquele que havia sido o seu pai. Incentivada pela família a não largar o sonho de estudar no exterior, decidiu permanecer e não voltar ao Brasil. Atravessando a síndrome do estrangeiro e sem conseguir se comunicar, viveu a dor do luto pela passagem do avô em terras geladas americanas.

A avó foi um grande apoio para que ela conseguisse se manter ali. De nenhuma maneira solicitou o retorno de Isabel, apesar de ter ficado sozinha naquela casa após a morte do companheiro. O lar que outrora foi habitado por Isabel, por seu avô e por uma de suas tias, abrigava naquele momento somente a avó. Com apoio dos filhos e netos, aquela senhora se manteve firme por muitos anos após a partida de seu parceiro. Não foi tão fácil, afinal, eram mais de cinquenta anos de matrimônio.

Depois de quase dois anos de experiência americana, Isabel voltou para Natal, onde continuou seus estudos universitários. Se formou, cursou residência, mestrado e doutorado em sua área. Estudou fisioterapia e se dedicou à área de fisioterapia respiratória/hospitalar. Neste percurso, assistiu a muitos pacientes, tocou a vida de muitas pessoas, fez a diferença para inúmeras famílias. Nunca passava despercebida com o seu servir. Entendia que se havia decidido prestar aquele serviço, ele teria que ser bem entregue. Foi admirada e respeitada por colegas da área da saúde. Aprovada em alguns concursos, escolheu ser funcionária pública federal e estadual em hospitais da região onde morava.

Entretanto, após o fim do seu processo de doutoramento, começou a tocar um vazio nunca antes sentido. Parecia que aquilo tudo já não fazia sentido. Observava que sempre tinha colocado o estudo e o trabalho em lugares além dos quais deveriam estar. Ao defender a sua tese, sentiu que algo lhe faltava. E começou a buscar coisas que fizessem sentido para ela. Fez estudos na área do sagrado feminino e constelação familiar e continuava em psicoterapia. Iniciava, então, uma nova pesquisa, mas desta vez para se autoestudar.

Aos poucos, aquelas feridas do abandono e da rejeição foram sendo vistas sob uma nova perspectiva. Devagar, começou a olhar para o seu feminino e o feminino da sua linhagem, tão massacrados para caber num mundo masculinizado.

Enxergava que suas relações amorosas seguiam um padrão, repetiam um modelo, e começou a tomar consciência daquilo. Apesar de muito corajosa, começou a perceber que muitas vezes precisava de aprovação alheia nas suas decisões e ações. Usava a intelectualidade, o esporte e as viagens para tapar buracos de feridas que precisavam ser aprofundadas com honestidade. Era o ego quem comandava, de maneira a protegê-la daquelas dores que carregava em sua história.

Além de tudo, lidava com uma autocobrança excessiva. Para ela, não era possível errar. A perfeição sempre foi seu alvo, em tudo que fosse executar. Foi quando, após um longo período de estudo de si mesma e auto-observação, dez anos após entrar num consultório psicoterapêutico pela primeira vez, seu ego foi quebrado pelas medicinas da floresta. A partir daí, aquelas feridas já não estavam apenas dentro. Estavam todas de frente para ela. E esta mulher precisou olhar nos olhos do abandono e da rejeição, acolher aquela menina no colo e oferecer tudo o que ela precisava.

A mulher Isabel precisou ser pai e mãe daquela criança. Foi necessário oferecer a ela os vínculos — materno e paterno — quebrados precocemente. Precisou oferecer o apoio paterno e a nutrição materna a partir de sua própria força masculina e de sua doçura feminina interior, que parecia perdida. Precisou olhar nos olhos daquelas feridas e dizer que aquele sofrimento já bastava, pois aquela menina tinha crescido.

Passo a passo, foi olhando mais profundamente para as escoriações da sua alma. Por quatro anos, passou seu aniversário fisicamente longe de seus vínculos. E, no marco de seus 38 para 39 anos de vida, acompanhada por sua terapeuta, de maneira *online*, pariu a si mesma exatamente no mesmo horário de seu nascimento. Sim, ela viveu um autoparto, inclusive com dores corporais, enquanto a terapeuta "doulava" o seu espírito. Era a vida pedindo que a nova mulher respirasse e seguisse o caminho.

Com todo aquele trabalho interno, Isabel sentia ter chegado ao ponto em que as marcas, outrora feridas, se transformavam em cicatrizes. Já podia tocar aquelas marcas e revisitá-las quando necessário. Contudo, elas já não causariam dor, pois eram cicatrizes.

Aquela mulher havia se transformado. Depois de tanto tempo na própria companhia, aprendeu a estar sozinha. Em solitude, não em solidão. Depois de tantas experiências profundas que sua alma atravessara, conseguiu experimentar o que a sua avó, aquela sábia senhora, sempre lhe dizia: "Cada um dá o que tem, minha filha". Já não mais exigia tanto de si nem do outro, pois tinha aprendido que, assim como ela, cada ser está tentando viver da melhor maneira que consegue.

Ninguém vive querendo errar. Ninguém vive querendo machucar. Machuca quem está machucado por dentro. Aquela compreensão foi corporificada em sua história. Tocava o lugar de que, sim, cada um que cruza o seu caminho está tentando dar o seu melhor. E esta visão a deixou mais livre e leve para seguir o próprio caminho.

No livro *O complexo de Cinderela*, a psicoterapeuta Colette Dowling aponta que as mulheres que se libertaram se agarram com tenacidade à vida, sendo livres para acompanharem os altos e baixos de seus eventos. E, nesta nova experiência de estarem completamente vivas, se tornam mais livres que nunca para tomarem decisões e aceitarem ou rejeitarem as coisas de acordo com os desejos dos seus verdadeiros "eus". A escritora aponta ainda que experiências emocionais poderosas aguardam aqueles que realmente abandonam os scripts sociais.

Era assim que Isabel se sentia. Tinha vivido e posteriormente rompido com muitas programações ditadas pela sociedade. Depois de muito caminhar se sentia finalmente liberta de amarras que colocava em si mesma. Se sentia liberta de vários velcros emocionais que trazia consigo e que, repetidamente, colava na própria imagem, em decorrência de sua história e experiências de vida.

Neste compasso, nos últimos anos, começou a encontrar muitos andarilhos deste mesmo caminho que escolhera. Em alguns encontros se deparou com pessoas no início do trajeto. Em outros, caminhantes paralisados em etapas do meio do caminho. Percebendo a ciclicidade daqueles processos internos, começou a se disponibilizar a ajudar as pessoas que a ela chegavam. Era um processo sempre bilateral. Ela nunca oferecia algo sem também receber. Às vezes, em encontros aleatórios. Outras vezes, marcados.

Observava que aqueles que a procuravam se sentiam muito à vontade para partilhar suas dores, suas questões e vulnerabilidades. Percebia então, mais uma vez, que o que está dentro está também fora. Por conseguir olhar com honestidade para si, para as suas debilidades e fortalezas, podia ajudar quem a ela chegasse. Não era um processo individual, era coletivo.

Bert Hellinger, terapeuta alemão criador das constelações familiares, menciona que ajudar é uma arte e acontece em ordens. Essa arte pode ser aprendida e praticada. A primeira ordem da ajuda, diz Hellinger, é dar apenas o que se tem e somente esperar e tomar o que se necessita. Quando uma pessoa quer dar o que não tem, há uma desordem na ajuda. Isabel percebia que esteve neste lugar em muitos momentos de sua vida, antes de despertar. Ajudava de maneira genuína. Contudo, faltava para si, porque não sabia se ajudar. Nesse contexto, esperava em troca o que oferecia. Havia expectativa e, então, frustração. De entremeio, havia dor.

Hoje, caminhante do caminho do coração, aprendeu a fazer por si. Tem aprendido a dar e a receber. Sabe que a vida acontece em ciclos, e já não se apega tanto a eles. Lembrando da variedade de mensagens que lhe chegaram, vindas de diversas linhas espirituais, assumiu que sua missão é ajudar. Porém, percebeu a importância de, em primeiro lugar, ajudar a si, para então, no seu transbordar, ajudar aos demais.

Isabel é codinome para a autora deste livro, esta que vos escreve. Ela, que hoje é estudante do xamanismo e das medicinas da floresta, unindo saberes científicos contemporâneos aos ancestrais, integrando saúde e espiritualidade. Esta que compartilha o que aprendeu e aprende diariamente, em seu autoestudo, com os que lhe buscam. Ela, que serve à vida como terapeuta — de si primeiro, logo dos demais. E hoje, facilita processos não somente do físico, mas dos demais corpos que compõem cada um de nós: emocional, mental, espiritual e energético.

O desejo mais profundo que este livro tem a deixar a você que o lê é: percorra um bom caminho para o encontro consigo mesmo!

E, assim como Isabel, que você se recorde de quem você é de verdade.

POSFÁCIO

Quando uma mulher se permite aprofundar em si, no seu caminho de transformação, na sua cura, na relação consigo mesma, com suas partes, sua história, seus registros e também com o mundo e a própria vida, ela passa a transformar e a curar, a partir de si, toda sua linhagem e todos os seres. Desta forma, esses seres também podem ser impulsionados por esta rede de transformação.

E isso não acontece por convencimento, mas, sim, porque o outro visualiza a transformação de alguém e a sua sustentação a cada passo dado de forma consciente para a própria renovação, honrando os que vieram antes e os caminhos que foram construídos até o momento. Assim, essas pessoas têm força para seguir adiante por percursos que a sua ancestralidade não pisou e coragem para, se necessário, fazer diferente.

Esse é um dos grandes bálsamos da história de Isabel, no qual podemos nos banhar: uma leitura que chega como um lembrete. Um recordar de que, sim, podemos romper com o que for necessário para que nossa manifestação nesta Terra seja a extensão da nossa alma. Um recordar de que podemos sustentar lugares em que cabem a nossa máxima expressão de cada momento e a capacidade criativa para mudar quando for necessário, tendo nutrição, suporte e rede que nos fortaleçam, se estivermos abertos para receber da vida.

A leitura da história de Isabel nos desperta uma ampla visão sobre nossa estadia neste planeta e sobre como estamos vivendo. Um olhar sobre as caixinhas pré-moldadas dentro das quais muitas vezes tentamos nos comprimir para caber, para sermos vistos por uma sociedade que não estimula o autogoverno, a educação emocional e a autonomia espiritual. Um lembrete para olharmos com atenção, acolhimento e amor às nossas demandas internas e intuições, e dar voz à alma que pulsa em nossos corações.

Uma jornada que chega como um abraço forte de sororidade. Um grande "eu vejo você". Por mais que percorramos caminhos individuais de despertar — que são intransferíveis e singulares —, passamos por sensações e sentimentos parecidos. Ao viajar pelas páginas deste livro, podemos sentir que não estamos sós; podemos nos inspirar e nos fortalecer na criação de novas realidades em nossas vidas. Realidades essas que façam mais sentido para cada um de nós, mesmo que tenhamos que mudar a rota, abrir um novo trajeto, morrer e renascer diversas vezes, cada vez mais conscientes, assim como Isabel fez e seguirá fazendo.

Sou grata a você, Isabel, pela sua história inspiradora, e a você, Ingrid, pelos seus medos e coragens em assumir cada vez mais seu lugar no mundo.

Que as medicinas deste livro possam tocar a todos aqueles que estão despertando em suas jornadas, para que possam, também, assim como Isabel, resgatar a liberdade de ser quem se É.

A vida é para ser vivida com corpo, alma e coração!

Alice Monteiro
Terapeuta, mulher da terra e aprendiz
dos ciclos da natureza.

REFERÊNCIAS

ADYASHANTI. *O despertar autêntico*: como lidar com o fim do seu mundo — uma conversa direta e sem censura sobre a natureza da iluminação. Tradução de Ivana Portella. Belo Horizonte: Merope, 2018.

BÍBLIA. *Bíblia Sagrada*. Tradução de João Ferreira de Almeida. Niterói: Fecomex, 1997.

DOWLING, Colette. *Complexo de Cinderela*: desenvolvendo o medo inconsciente da independência feminina. Tradução de Amarylis Eugênia F. Miazzi. São Paulo: Melhoramentos, 2022.

ESTÉS, Clarissa Pinkola. *Mulheres que correm com os lobos*: mitos e histórias do arquétipo da Mulher Selvagem. Tradução de Waldéa Barcellos. Rio de Janeiro: Rocco, 2014.

HELLINGER, Bert. *Ordens da ajuda*. Tradução de Tsuyuko Jinno-Spelter. Patos de Minas: Atman, 2005.

MURDOCK, Maureen. *A jornada da heroína*. Tradução de Sandra Trabucco Valenzuela. Rio de Janeiro: Sextante, 2022.

PLATÃO. *A República*. Tradução de Maria Helena da Rocha Pereira. Lisboa: Fundação Calouste Gulbenkian, 2001.

WEISS, Brian. *Muchos cuerpos, una misma alma*. Buenos Aires: Javier Vergara, 2022.

FONTE Mrs Eaves XL
PAPEL Pólen natural 80g/m²
IMPRESSÃO Paym

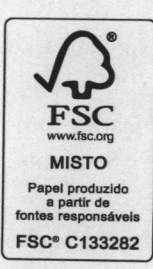